W0258464

Berichte zur Resistenzmonitoringstudie 2011/2012

Resistenzsituation bei klinisch wichtigen tierpathogenen Bakterien

BVL-Reporte

IMPRESSUM

Bibliografische Information der Deutschen Bibliothek

Die Deutsche Nationalbibliothek verzeichnet diese Publikation in der Deutschen Nationalbibliografie; detaillierte bibliografische Daten sind im Internet über http://dnb.d-nb.de abrufbar.

ISBN 978-3-319-14865-6
ISBN 978-3-319-14866-3 (eBook)
DOI 10.1007/978-3-319-14866-3

Herausgeber: Bundesamt für Verbraucherschutz und Lebensmittelsicherheit (BVL)
Dienststelle Berlin
Mauerstraße 39–42
D-10117 Berlin

Schlussredaktion: Herr K. Bentlage (kb-lektorat), Frau Dr. S. Dombrowski (BVL, Pressestelle)

Redaktion: Frau Dr. H. Kaspar (BVL, Ref. 505), Frau Dr. U. Steinacker (BVL, Ref. 505), Frau K. Heidemanns (BVL, Ref. 505), Frau Dr. A. Römer (BVL, Abteilung 3), Frau Dr. P. Gowik (BVL, Abteilungsleiterin 5)

ViSdP: Frau N. Banspach (BVL, Pressestelle)
Umschlaggestaltung: deblik Berlin
Titelbild: Frau Dr. H. Kaspar (BVL, Ref. 505)
Satz: le-tex publishing services GmbH

Gedruckt auf säurefreiem und chlorfrei gebleichtem Papier

Springer International Publishing AG Switzerland ist Teil der Fachverlagsgruppe Springer Science+Business Media (www.springer.com)

Inhaltsverzeichnis

Abbildungsverzeichnis

Tabellenverzeichnis

Einleitung

Die Anwendung von antibakteriell wirksamen Substanzen in der Veterinärmedizin erfolgt zum einen aus Gründen des Verbraucherschutzes, zum anderen zur Erhaltung der Tiergesundheit. Gleichzeitig führt jeder Einsatz von Antibiotika zur Selektion von bereits bestehenden Resistenzen und das Entstehen neuer Resistenzmechanismen wird begünstigt.

Aus diesen Gründen müssen nachhaltig wirksame Managementmaßnahmen ergriffen werden, um den Eintrag von resistenten Bakterien insbesondere durch Lebensmittel liefernde Tiere in die menschliche Nahrungskette möglichst gering zu halten bzw. zu vermeiden. Zur Beurteilung der aktuellen Resistenzsituation und -entwicklung ist die Erhebung valider Empfindlichkeitsdaten für tierpathogene Bakterien erforderlich. Das Bundesamt für Verbraucherschutz und Lebensmittelsicherheit (BVL) erhebt diese Daten im Rahmen des Nationalen Resistenzmonitorings tierpathogener Bakterien (*GERM-Vet*) seit dem Jahr 2001. Diese Daten ermöglichen es, koordinierende Maßnahmen zu ergreifen und dem behandelnden Tierarzt Entscheidungshilfen zur kalkulierten Therapie zu geben.

Für jedes Studienjahr wird ein dezidierter Stichprobenplan erstellt, der sich an den Ergebnissen der vorangegangenen Studien orientiert und an die aktuellen Fragestellungen angepasst wird. Im gesamten Zeitraum des Studienjahres werden entsprechende Isolate durch die einsendenden Labore an das BVL übermittelt. Diese werden asserviert und nach Abschluss der Sammlung auf ihre Empfindlichkeit gegenüber 24 antibakteriellen Wirkstoffen untersucht. Im vorliegenden Bericht werden die Ergebnisse der im Rahmen der Studie 2011/2012 asservierten und nachfolgend untersuchten Isolate zusammengestellt, analysiert und bewertet.

Berichte zur Resistenzmonitoringstudie 2011/2012, DOI 10.1007/978-3-319-14866-3_1,
© Bundesamt für Verbraucherschutz und Lebensmittelsicherheit (BVL) 2015

Material und Methoden

2.1 Studienumfang und Stichprobenplan

Für die Studie 2011 wurden die Isolate vom 01.03.2011 bis 29.02.2012 und für die Studie 2012 vom 01.04.2012 bis 31.03.2013 von den teilnehmenden Laboren eingesandt. An der Studie waren 32 Labore aus 13 Bundesländern (Baden-Württemberg, Bayern, Berlin, Brandenburg, Hessen, Mecklenburg-Vorpommern, Niedersachsen, Nordrhein-Westfalen, Sachsen, Sachsen-Anhalt, Schleswig-Holstein, Rheinland-Pfalz, Thüringen) beteiligt. Es handelte sich um staatliche und private Labore sowie um universitäre Einrichtungen (s. Anhang, Tab. 34 – Liste der Labore).

Die Labore sammelten Bakterienstämme entsprechend des Stichprobenplans (Tab. 1 bis 7). Es wurden ausschließlich Isolate von klinisch erkrankten, nicht antibiotisch vorbehandelten Tieren berücksichtigt.

Wurden Untersuchungen der Studie 2012 bereits fertiggestellt, gingen die entsprechenden Ergebnisse bereits in diesen Bericht ein. Das Resistenzverhalten von Isolaten, die noch nicht untersucht wurden, wird im folgenden Bericht bewertet.

Tab. 1 Bakterienspezies vom Rind (Kalb, Jungrind, Mastrind, Milchrind)

Indikation	Altersstufe	Bakterienspezies
respiratorische Erkrankungen	Kalb, Jungrind, Mastrind, Milchrind	*Mannheimia (M.) haemolytica* *Pasteurella (P.) multocida*
Mastitis	Milchrind	*Enterococcus (E.) faecalis* *E. faecium* *Klebsiella (K.) spp.* *Escherichia (E.) coli*
Magen- und Darminfektionen	Kalb, Jungrind, Mastrind	*E. coli*
Urogenitaltrakt-infektionen	alle	*Trueperella (T.) pyogenes* *E. coli*
Nabelinfektionen/ Septikämie	Kalb	*T. pyogenes*

Tab. 2 Bakterienspezies vom Schwein (Ferkel, Läufer, Mastschwein, Zuchtschwein)

Indikation	Altersstufe	Bakterienspezies
respiratorische Erkrankungen	Ferkel, Läufer, Mastschwein, Mutterschwein	*Actinobacillus pleuropneumoniae* (APP) *Bordetella (B.) bronchiseptica* *Haemophilus (H.) parasuis*
Magen- und Darminfektionen	Ferkel, Läufer, Mastschwein	*E. coli*
Urogenitaltrakt-infektionen	alle	*T. pyogenes* *E. coli*
Arthritis/Serositis	alle	*T. pyogenes*
Hautinfektionen	alle	*Staphylococcus (S.) aureus* *Staphylococcus (S.) hyicus*
alle	alle	*Staphylococcus* spp.

Tab. 3 Bakterienspezies vom Geflügel (Pute, Huhn, Ente, Gans)

Indikation	Tierart/Altersstufe	Bakterienspezies
respiratorische Erkrankungen	Masthahn, Legehenne, Pute, Ente, Gans	*Bordetella* spp. *E. coli* *Ornithobacterium rhinotracheale* (ORT)
Urogenitaltrakt-infektionen	Masthahn, Legehenne, Pute, Ente, Gans	*E. coli* *Pseudomonas (P.) aeruginosa*
Nabel- und Dottersackentzündung	Pute, Huhn, Ente, Gans	*E. coli* *P. aeruginosa*
Septikämie	Pute, Huhn, Ente, Gans	*E. coli* *P. multocida* *P. aeruginosa* *Riemerella (R.) anatipestifer* ORT
Gastritis, Enteritis	Masthahn, Legehenne, Pute, Ente, Gans	*E. coli* *P. aeruginosa*
alle	alle	*Staphylococcus* spp.

Berichte zur Resistenzmonitoringstudie 2011/2012, DOI 10.1007/978-3-319-14866-3_2,
© Bundesamt für Verbraucherschutz und Lebensmittelsicherheit (BVL) 2015

Tab. 4 Bakterienspezies von Hund und Katze

Indikation	Tierart	Bakterienspezies
respiratorische Erkrankungen	Hund, Katze	*B. bronchiseptica* *P. multocida*
Enteritis	Hund, Katze	*E. coli* *Salmonella* spp.
Urogenitaltraktinfektionen	Hund, Katze	*E. coli*
Haut- und Schleimhautinfektionen	Hund, Katze	*P. multocida* *P. aeruginosa* koagulasepositive *Staphylococcus* spp.
alle	Hund, Katze	*Staphylococcus* spp.

Tab. 5 Bakterienspezies von Schaf und Ziege

Indikation	Tierart	Bakterienspezies
respiratorische Erkrankungen	Schaf, Ziege	*M. haemolytica* *P. multocida*
Mastitis	Schaf, Ziege	*T. pyogenes* *E. coli* *M. haemolytica* koagulasepositive *Staphylococcus* spp.

Tab. 6 Bakterienspezies vom Pferd

Indikation	Tierart	Bakterienspezies
alle	Pferd	*Klebsiella* spp. *Pseudomonas* spp. *Staphylococcus* spp.

Tab. 7 Bakterienspezies vom Fisch

Indikation	Tierart	Bakterienspezies	Bemerkung
alle	Nutzfische, Zierfische	*Aeromonas* spp. *Pseudomonas* spp. *Yersinia (Y.) ruckeri* *Vibrio* spp.	Angabe: Nutzfisch/Zierfisch; Süß-/ Salzwasserfisch

2.2 Identifizierung der Bakterienstämme

Die Diagnostik der Bakterienstämme erfolgte in den externen, an der Studie beteiligten Laboren nach den dort gültigen Differenzierungsmethoden. Zur Qualitätssicherung wurde im BVL eine zufällige Stichprobe von 10 % der Isolate einer Überprüfung unterzogen. Diese ausgewählten Stämme wurden unter Berücksichtigung der Koloniemorphologie, der mikroskopischen, biochemischen bzw. serologischen Eigenschaften nach den im BVL etablierten Methoden differenziert. Zusätzlich erfolgte eine Differenzierung bei unstimmiger Koloniemorphologie bzw. wenn die Isolate von den Laboren nicht bis zur Speziesebene ausdifferenziert waren. Konnte eine Diagnose bei den überprüften Isolaten nicht bestätigt werden, wurde das Isolat aus der Studie ausgeschlossen.

2.3 Empfindlichkeitsprüfungen

Die Überprüfung der Empfindlichkeit der Bakterienstämme gegenüber den verschiedenen antibakteriellen Wirkstoffen (Bestimmung der minimalen Hemmkonzentration, MHK) erfolgte mittels Bouillon-Mikrodilution nach den Vorgaben des Dokuments „Performance standards for antimicrobial disk and dilution susceptibility tests for bacteria isolated from animals VET01-A4" des Clinical Laboratory and Standards Institute (CLSI, 2013)[1].

Die Auswahl der getesteten Antibiotika orientierte sich an veterinär- und humanmedizinischen Therapieansätzen. Da aus technischen Gründen für grampositive und gramnegative Bakterien gleiche Plattenlayouts verwendet wurden, wurden teilweise auch Wirkstoffe überprüft, die für die jeweiligen Bakterienspezies keine Bedeutung haben bzw. gegenüber denen die betreffenden Bakterienspezies eine intrinsische Resistenz zeigen. Es wurden industriell gefertigte Mikrotiterplatten verwendet, die die Wirkstoffe in vakuumgetrockneter Form enthielten (Trek Diagnostics®). Änderungen bzw. Anpassungen im Plattenlayout während des Studienzeitraums führten dazu, dass nicht immer die gleiche Anzahl Isolate gegen alle Wirkstoffe getestet wurden.

Zur Herstellung des Inoculums wurde Kationen-ausgeglichene Müller-Hinton-Bouillon verwendet, zur Empfindlichkeitstestung von *Enterococcus* spp., *P. multocida* und *M. haemolytica* wurde 2 % lysiertes Pferdeblut supplementiert. Die Testung von *Actinobacillus* spp. erfolgte mit Veterinary Fastidious Medium (VFM).

Die Inokulumsdichte von $2 - 8 \times 10^5$ CFU/ml wurde nach CLSI-Vorschrift eingestellt und regelmäßig durch Keimzahlbestimmung überprüft.

Die inokulierten Mikrotiterplatten wurden mit einer Folie verschlossen, 16 h – 20 h aerob bei 34 °C – 38 °C bei nicht anspruchsvollen Bakterienspezies inkubiert und danach halbautomatisch abgelesen (Inkubation von *Pasteurellaceae* 18 h – 24 h, Inkubation von fischpathogenen Bakterienspezies bei 22 °C, Inkubation von *Actinobacillus* spp. unter 5 % CO_2- Atmosphäre).

Zur Qualitätssicherung entsprechend des CLSI-Dokumentes wurden folgende Referenzstämme mit in

---

[1] Clinical and Laboratory Standards Institute (CLSI): Performance standards for antimicrobial disk and dilution susceptibility tests for bacteria isolated from animals; approved standard-fourth edition. CLSI document VET01-A4. Wayne, PA, USA, 2013.

die Empfindlichkeitsprüfung einbezogen: *Escherichia coli* DSM 1103, *Staphylococcus aureus* DSM 2569, *Enterococcus faecalis* DSM 2570. Die in der Studie 2011/2012 verwendeten Antibiotika und der jeweils geprüfte Konzentrationsbereich sind in Tab. 8 aufgeführt.

2.4 Grenzwerte

Die Einstufung der Bakterien als „empfindlich", „intermediär" oder „resistent" erfolgte ausschließlich anhand der klinischen Grenzwerte des CLSI. Im Dokument VET01-S2[2] sind veterinärspezifische Grenzwerte für zahlreiche Tierarten, Erkrankungen und Bakterienspezies aufgeführt. Dennoch ist für viele Kombinationen kein veterinärspezifischer Grenzwert verfügbar. In diesem Fall wurde auf eine Einstufung „sensibel/resistent" verzichtet. Hier erlaubt der MHK_{90}-Wert eine Beurteilung der Empfindlichkeitslage sowie eine Einschätzung der therapeutischen Wirksamkeit. Der MHK_{90}-Wert ist definiert als die Wirkstoffkonzentration, bei der 90 % der getesteten Bakterienpopulation absterben bzw. in ihrem Wachstum gehemmt werden.

Eine weitere Möglichkeit zur Bewertung von MHK-Werten ist die Verwendung des epidemiologischen Cut-off-Wertes (ECOFF). Dieser ECOFF-Wert dient dazu eine sensible „Wildtyp-Population" von einer „Nicht-Wildtyp-Population" mit einer möglichen Resistenzentwicklung zu unterscheiden. Damit können frühzeitig Verschiebungen innerhalb der Population erkannt und somit Hinweise auf eine mögliche Resistenzentwicklung gewonnen werden. Die Wahrscheinlichkeit von Behandlungserfolgen bzw. Therapieoptionen können hieraus nicht automatisch abgeleitet werden.

Zur Bewertung der Empfindlichkeit wurde in diesem Bericht der klinische Grenzwert verwendet, um Behandlungshinweise für die praktizierenden Tierärzte zu geben und Aussagen über die Therapierbarkeit einer Infektionskrankheit zu treffen. Die verwendeten klinischen Grenzwerte sind in Tab. 9 aufgeführt. Dort, wo im Dokument VET01-S2 neue Grenzwerte eingeführt wurden, wurden die entsprechenden Daten aus den älteren Berichten neu bewertet. Dies wird an der entsprechenden Textstelle explizit vermerkt.

---

[2] Clinical and Laboratory Standards Institute (CLSI): Performance standards for antimicrobial disk and dilution susceptibility tests for bacteria isolated from animals; second informational supplement. CLSI document VET01-S2. Wayne, PA, USA, 2013.

Tab. 8 Eingesetzte Wirkstoffe und Wirkstoffkombinationen

Wirkstoffklasse	Wirkstoff	Abkürzung	Testbereich (mg/L)
Penicilline	Amoxicillin/ Clavulansäure 2:1	AMC	0,03/0,015–64/32
	Ampicillin	AMP	0,03–64
	Oxacillin + 2 % NaCl	OXA	0,015–8
	Penicillin G	PEN	0,015–32
Cephalosporine	Cefazolin	FAZ	0,03–64
	Cefoperazon	CPZ	0,06–32
	Cefotaxim	CTX	0,015–32
	Cefquinom	CQN	0,015–32
	Ceftiofur	XNL	0,03–64
	Cephalothin	CEF	0,06–128
Tetracycline	Tetracyclin	TET	0,12–256
	Doxycyclin	DOX	0,06–128
Makrolide	Erythromycin	ERY	0,015–32
	Tilmicosin	TIL	0,06–128
	Tulathromycin	TUL	0,03–64
	Tylosin	TYL	0,06–128
	Spiramycin	SPI	0,06–128
Lincosamide	Clindamycin	CLI	0,03–64
	Lincomycin	LIN	0,03–64
	Pirlimycin	PIRL	0,03–64
Aminoglykoside	Apramycin	APR	0,03–64
	Gentamicin	GEN	0,12–256
	Neomycin	NEO	0,03–64
	Spectinomycin	SPE	0,12–256
	Streptomycin	STR	0,25–512
Phenicole	Florfenicol	FFN	0,12–256
	Chloramphenicol	CHL	0,5–256
(Fluor)chinolone	Ciprofloxacin	CIP	0,008–16
	Enrofloxacin	ENR	0,008–16
	Marbofloxacin	MAR	0,008–16
	Nalidixinsäure	NAL	0,06–128
Diaminopyrimidine	Trimethoprim	TMP	0,06–128
Polypeptide	Colistin	COL	0,03–16
Glykopeptide	Vancomycin	VAN	0,015–32
Carbapeneme	Imipenem	IPM	0,015–32
Streptogramine	Quinupristin/ Dalfopristin	Q/D	0,015–32
Pleuromutiline	Tiamulin	TIA	0,03–64
Sulfonamide	Sulfamethoxazol	SUL	0,5–1.024
potenzierte Sulfonamide	Trimethoprim/ Sulfamethoxazol	SXT	0,015/0,29–32/608

Tab. 9   Klinische Grenzwerte für veterinärpathogene Bakterien nach CLSI VET01-S2

Wirkstoff	Tierart/Bakterienspezies	MHK-Grenzwerte [mg/L]			Anmerkung
		empfindlich (S)	intermediär (I)	resistent (R)	
Ampicillin	*Enterobacteriaceae*	≤ 8	16	> 32	
	Staphylococcus spp.	≤ 0,25		> 0,5	
	Streptococcus spp.	≤ 0,25	0,5–4	> 8	
	Enterococcus spp.	≤ 8		> 16	
	Hund				
	S. (pseud)intermedius	≤ 0,25		> 0,5	Haut- und Weichteil-Infektionen
	E. coli	≤ 0,25	0,5	> 1	
	Schwein				
	APP *B. bronchiseptica* *P. multocida*	≤ 0,5	1	> 2	Atemwegserkrankungen
Amoxicillin/Clavulansäure	*Staphylococcus* spp.	≤ 4/2		> 8/4	
	andere Bakterien	≤ 8/4	16/8	> 32/16	
	Hund				
	E. coli *Staphylococcus* spp.	≤ 0,25/0,12	0,5/0,25	> 1/0,5	Haut- und Weichteil-Infektionen
	Katze				
	E. coli *P. multocida* *Staphylococcus* spp.	≤ 0,25/0,12	0,5/0,25	> 1/0,5	Haut- und Weichteil-Infektionen, Infektionen des Urogenitaltraktes
Apramycin					kein Grenzwert verfügbar
Cefazolin		≤ 2	4	> 8	
Cefoperazon					kein Grenzwert verfügbar
Cefotaxim					kein Grenzwert verfügbar
Cefquinom					kein Grenzwert verfügbar
Ceftiofur	**Rind**				
	M. haemolytica *P. multocida*	≤ 2	4	> 8	respiratorische Erkrankungen
	Rind				
	S. aureus *S. agalactiae* *S. dysgalactiae* *S. uberis* *E. coli*	≤ 2	4	> 8	Mastitis
	Schwein				
	APP *P. multocida*	≤ 2	4	> 8	
Cephalothin		≤ 8	16	> 32	
	Hund				
	E. coli *S. aureus* *S. (pseud)intermedius*	≤ 2	4	> 8	Haut- und Weichteilinfektionen
Chloramphenicol	*Streptococcus* spp.	≤ 4	8	> 16	
	andere Bakterien	≤ 8	16	> 32	

Tab. 9 (Fortsetzung)

Wirkstoff	Tierart/ Bakterienspezies	MHK-Grenzwerte [mg/L]			Anmerkung
		empfindlich (S)	intermediär (I)	resistent (R)	
Clindamycin	**Hund**				
	Staphylococcus spp.	$\leq 0{,}5$	1–2	> 4	Haut- und Weichteil-Infektionen
	β-hämolysierende *Streptococcus* spp.	$\leq 0{,}5$	1–2	> 4	
Ciprofloxacin	*E. coli*	$\leq 0{,}5$		> 1	EUCAST-Grenzwerte (Humanmedizin)
	Enterococcus spp.	≤ 4		> 4	
	Pasteurella spp. *Salmonella* spp.	$\leq 0{,}06$		> 0,06	
	Staphylococcus spp.	≤ 1		> 1	
Colistin					kein Grenzwert verfügbar
Doxycyclin					kein Grenzwert verfügbar
Enrofloxacin	**Huhn/Pute**				
	P. multocida *E. coli*	$\leq 0{,}25$	0,5–1	> 2	
	Rind				
	M. haemolytica *P. multocida*	$\leq 0{,}25$	0,5–1	> 2	respiratorische Erkrankungen
	Schwein				
	APP *P. multocida*	$\leq 0{,}25$	0,5	> 1	respiratorische Erkrankungen
	Hund				
	Enterobacteriaceae *Staphylococcus* spp.	$\leq 0{,}5$	1–2	> 4	Haut- und Weichteil-Infektionen, Infektionen des Urogenitaltraktes und des Atmungsapparates
	Katze	$\leq 0{,}5$	1–2	> 4	Haut- und Weichteil-Infektionen
Erythromycin	*Enterococcus* spp. *Staphylococcus* spp.	$\leq 0{,}5$	1–4	> 8	
	Streptococcus spp.	$\leq 0{,}25$	0,5	> 1	
Florfenicol	**Rind**				
	M. haemolytica *P. multocida*	≤ 2	4	> 8	respiratorische Erkrankungen
	Schwein				
	APP *B. bronchiseptica* *P. multocida*	≤ 2	4	> 8	respiratorische Erkrankungen
Gentamicin		≤ 4	8	> 16	außer APP
	Hund				
	Enterobacteriaceae *P. aeruginosa*	≤ 2	4	> 8	
	Pferd				
	APP *Enterobacteriaceae* *P. aeruginosa*	≤ 2	4	> 8	
Imipenem		≤ 1	2	> 4	
Lincomycin					kein Grenzwert verfügbar

Tab. 9   (Fortsetzung)

Wirkstoff	Tierart/ Bakterienspezies	MHK-Grenzwerte [mg/L]			Anmerkung
		empfindlich (S)	intermediär (I)	resistent (R)	
Marbofloxacin	**Hund**				
	Enterobacteriaceae *Staphylococcus* spp.	≤ 1	2	> 4	Haut- und Weichteil-Infektionen, Infektionen des Urogenitaltraktes
	Katze	≤ 1	2	> 4	Haut- und Weichteil-Infektionen
Nalidixinsäure					kein Grenzwert verfügbar
Neomycin					kein Grenzwert verfügbar
Oxacillin	*S. aureus*	≤ 2		> 4	
	S. (pseud)intermedius	≤ 0,25		> 0,5	
	KNS	≤ 0,25		> 0,5	
Penicillin	*Staphylococcus* spp.	≤ 0,12		> 0,25	
	Streptococcus spp.	≤ 0,12	0,25–2	> 4	
	Enterococcus spp.	≤ 8		> 16	
	Rind				
	M. haemolytica *P. multocida*	≤ 0,25	0,5	> 1	respiratorische Erkrankungen
Pirlimycin	**Rind**				
	S. aureus *S. agalactiae* *S. dysgalactiae* *S. uberis*	≤ 2		> 4	Mastitis
Quinupristin/ Dalfopristin	*E. faecium*	≤ 1		> 4	EUCAST-Grenzwerte (Humanmedizin)
	Staphylococcus spp.	≤ 1		> 2	
Spectinomycin	**Rind**				
	M. haemolytica *P. multocida*	≤ 32	64	> 128	respiratorische Erkrankungen
Spiramycin					kein Grenzwert verfügbar
Streptomycin					kein Grenzwert verfügbar
Sulfamethoxazol		≤ 256		> 512	
Tetracyclin	*Enterobacteriaceae* *Staphylococcus* spp.	≤ 4	8	> 16	
	Streptococcus spp.	≤ 2	4	> 8	
	Rind				
	M. haemolytica *P. multocida*	≤ 2	4	> 8	respiratorische Erkrankungen
	Schwein				
	APP *P. multocida* *S. suis*	≤ 0,5	1	> 2	respiratorische Erkrankungen
Tiamulin	**Schwein**				
	APP	≤ 16		> 32	respiratorische Erkrankungen
Tilmicosin	**Rind**				
	M. haemolytica	≤ 8	16	> 32	respiratorische Erkrankungen
	Schwein				
	APP *P. multocida*	≤ 16		> 32	respiratorische Erkrankungen

Tab. 9   (Fortsetzung)

Wirkstoff	Tierart/ Bakterienspezies	MHK-Grenzwerte [mg/L]			Anmerkung
		empfindlich (S)	intermediär (I)	resistent (R)	
Trimethoprim					kein Grenzwert verfügbar
Trimethoprim/ Sulfamethoxazol	*Enterobacteriaceae* *Staphylococcus* spp.	≤ 2/38		> 4/76	
Tulathromycin	**Rind**				
	M. haemolytica *P. multocida*	≤ 16	32	> 64	respiratorische Erkrankungen
	Schwein				
	APP	≤ 64			respiratorische Erkrankungen
	M. haemolytica *P. multocida*	≤ 16	32	> 64	
Tylosin					kein Grenzwert verfügbar
Vancomycin	*Enterococcus* spp. *Staphylococcus* spp.	≤ 4	8–16	> 32	
	Streptococcus spp.	≤ 1			

3.1 Datenübersicht

An den Resistenzmonitoringstudien 2011 und 2012 nahmen 32 Labore (Veterinäruntersuchungsämter, Tiergesundheitsdienste, Universitäten und private Labore; s. Anhang) aus 13 Bundesländern teil. Ausschlusskriterien trotz Übereinstimmung mit dem Stichprobenplan waren u. a. das Vorliegen einer Mischkultur, keine Bestätigung der vom externen Labor diagnostizierten Bakterienspezies, kein Wachstum bei der Rekultivierung. Zudem konnten die Daten einiger Tierarten bei einigen Indikationen aufgrund zu geringer Probenanzahl nicht ausgewertet werden. Die Anzahl der untersuchten Bakterienstämme sowie die geografische Verteilung nach Bundesländern sind in Tabelle 10 aufgelistet. Aus den Bundesländern Hamburg, Bremen und dem Saarland wurden keine Isolate eingesandt.

Insgesamt flossen aus dem Studienzeitraum 2012 Ergebnisse von 1634 Isolaten in diesen Bericht ein, aus dem Studienzeitraum 2011 werden hier Ergebnisse von 849 Isolaten berichtet. Im Bericht 2010/2011 wurden bereits die Ergebnisse von 1189, aus dem Jahr 2011 stammenden, untersuchten Isolaten mitgeteilt. Die Ergebnisse der bisher noch nicht untersuchten Isolate der Studie 2012 werden im Folgebericht dargestellt.

Von den im Rahmen der Studien 2011 und 2012 untersuchten Isolaten stammten 786 Isolate (2012) vom Rind, 269 (2011) resp. 283 (2012) Isolate vom Schwein, 290 resp. 389 Isolate von Geflügel, 148 resp. 76 vom Kleintier und 32 (2012) vom Pferd (Tab. 10 bis Tab. 12).

3.2 MHK-Häufigkeitsverteilungen sowie Verhältnisse der empfindlichen zu den resistenten Stämmen in den Studien 2011 und 2012

In Tabelle 35 bis Tabelle 68 sind die Empfindlichkeitsdaten der untersuchten Bakterienisolate zusammengestellt. Die Tabellen enthalten für jedes untersuchte Antibiotikum bzw. für jede untersuchte Wirkstoffkombination die Verteilung der MHK-Werte, die kumulative Verteilung in Prozent sowie die Verteilung auf die 3 Bereiche „sensibel", „intermediär" und „resistent" falls klinische Grenzwerte zur Verfügung stehen. Ein Vergleich der Daten über die letzten Studienjahre erfolgt in Form eines Diagramms, die MHK_{90}-Werte werden tabellarisch dargestellt. In der Tabelle findet sich auch die jeweils untersuchte Anzahl der Isolate. Wurden zu wenig Isolate eingesandt ($n < 20$), so wurde in der Regel auf eine Auswertung verzichtet.

Im Folgenden wird die Resistenzsituation bei den einzelnen Bakterienarten, Tierarten und Erkrankungen zusammenfassend betrachtet.

Berichte zur Resistenzmonitoringstudie 2011/2012, DOI 10.1007/978-3-319-14866-3_3,
© Bundesamt für Verbraucherschutz und Lebensmittelsicherheit (BVL) 2015

Tab. 10 Anzahl und geografische Verteilung pro Bundesland der im Studienzeitraum 2011/2012 eingesandten und untersuchten Bakterienstämme

Bundesland	Bakteriengattung/-spezies										
	APP (2012)	*Bordetella* spp. (2012)	*E. coli* (2011/2012)	*Enterococcus* spp. (2012)	*Klebsiella* spp. (2012)	*P. multocida* (2012)	*Salmonella* spp. (2012)	*S. aureus* (2011)	*S. (pseud)intermedius* (2011)	*Staphylococcus* spp. (2011)	Σ
Baden-Württemberg	1	2	59/57	–	–	3	22	45	48	3	240
Bayern	11	17	61/283	4	7	42	1	10	5	22	463
Berlin	–	–	–	–	–	–	–	–	–	–	–
Brandenburg	4	8	10/16	–	–	6	–	1	–	–	45
Bremen	–	–	–	–	–	–	–	–	–	–	–
Hamburg	–	–	–	–	–	–	–	–	–	–	–
Hessen	–	3	–/78	3	20	2	–	1	–	1	108
Mecklenburg-Vorpommern	–	1	11/17	–	–	–	–	1	–	1	31
Niedersachsen	3	32	66/132	4	15	7	–	–	–	–	259
Nordrhein-Westfalen	2	–	276/285	–	–	2	–	32	–	–	597
Rheinland-Pfalz	–	–	–/43	7	9	–	–	–	–	–	59
Saarland	–	–	–	–	–	–	–	–	–	–	–
Sachsen	2	6	10/95	13	17	11	–	–	–	–	154
Sachsen-Anhalt	2	3	114/122	–	–	4	2	5	1	4	257
Thüringen	3	3	7/15	–	–	2	–	–	–	1	31
Schleswig-Holstein	13	15	43/141	–	–	16	–	5	–	5	238
Σ	41	90	657/1284	31	68	95	25	100	54	37	2.482

Tab. 11 Anzahl der in der Studie 2011/2012 eingesandten und untersuchten gramnegativen Bakterienstämme, aufgeteilt nach Bakteriengattung/-spezies und Tierart/Nutzungsrichtung

Tierart/ Nutzungsrich-tung	Bakteriengattung/-spezies						Σ
	APP (2012)	*Bordetella* spp. (2012)	*E. coli* (2011/2012)	*Klebsiella* spp. (2012)	*P. multocida* (2012)	*Salmonella* spp. (2012)	
Ferkel	–/6	–/48	183/150	–	–	–	183/204
Läufer	–/7	–/10	28/42	–	–	–	28/59
Mastschwein	–/28	–/32	21/60	–	–	–	21/120
Kalb/Jungrind	–	–	–/287	–	–/57	–	–/344
Mastrind/Rind	–	–	–	–	–/20	–	–/20
Milchrind	–	–	–/323	–/68	–	–	–/391
kleiner Wieder-käuer	–	–	–	–	–	–	–
Legehenne	–	–	158/195	–	–	–	158/195
Truthuhn	–	–	125/159	–	–	–	125/159
Masthahn	–	–	73/35	–	–	–	73/35
Wassergeflügel	–	–	–	–	–	–	–
Kleintier	–	–	69/33	–	–/18	25	69/76
Pferd	–	–	–	–	–	–	–
Wildtier	–	–	–	–	–	–	–
Fisch	–	–	–	–	–	–	–
Σ	–/41	–/90	657/1.284	–/68	–/95	–/25	657/1.603

Tab. 12 Anzahl der in der Studie 2011/2012 eingesandten und untersuchten grampositiven Bakterienstämme, aufgeteilt nach Bakteriengattung/-spezies und Tierart/Nutzungsrichtung

Tierart/Nutzungsrichtung	Bakteriengattung/-spezies				Σ
	Enterococcus spp.	*S. aureus*	*S. (pseud) inter-medius*	*Staphylococcus* spp.	
Ferkel	–	–	–	20/–	20/–
Läufer	–	–	–	1/–	1/–
Mastschwein	–	–	–	16/–	16/–
Kalb/Jungrind	–	–	–	–	–
Mastrind/Rind	–	–	–	–	–
Milchrind	–/31	–	–	–	31
kleiner Wiederkäuer	–	–	–	–	–
Legehenne	–	10/–	–	–	10/–
Truthuhn	–	18/–	–	–	18/–
Masthahn	–	13/–	–	–	14/–
Wassergeflügel	–	2/–	–	–	2/–
Kleintier	–	25/–	54/–	–	79/–
Pferd	–	32/–	–	–	32/–
Wildtier	–	–	–	–	–
Fisch	–	–	–	–	–
Σ	–/31	100/–	54/–	37/–	191/31

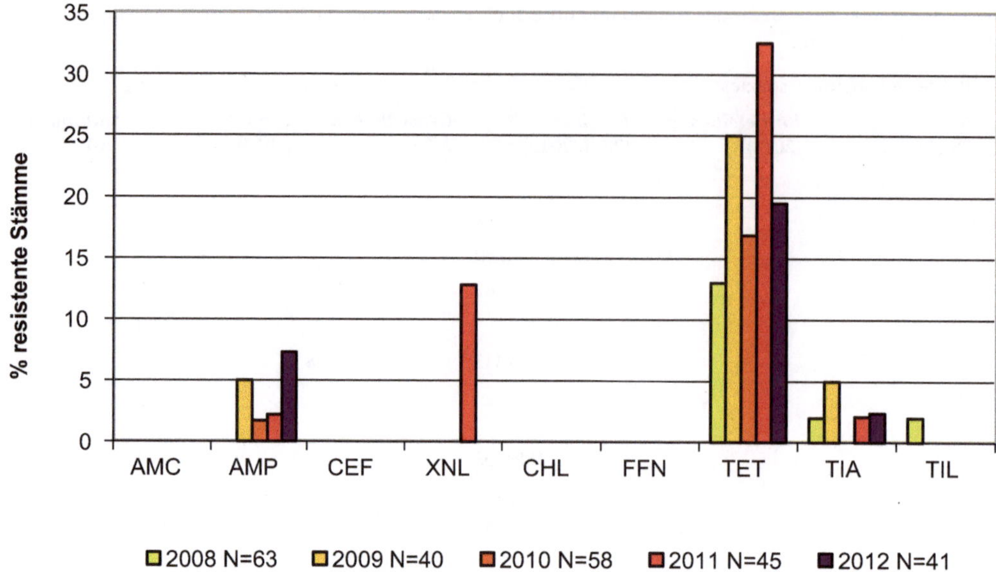

Abb. 1 Resistenzraten von APP beim Schwein, Indikation: respiratorische Erkrankungen (2008 bis 2012)

3.2.1 *Actinobacillus pleuropneumoniae* beim Schwein

In der Studie 2012 wurden 41 APP-Isolate vom Schwein mit respiratorischen Erkrankungen untersucht (Tab. 35). Dieses Kollektiv wurde nicht nach den einzelnen Produktionsstufen getrennt ausgewertet, da hierzu nicht genügend Isolate zur Verfügung standen.

Zur Beurteilung der Resistenzraten der Isolate gegenüber Ampicillin steht mit dem CLSI-Dokument VET01-S2 ein klinischer Grenzwert zur Verfügung. Die Daten der Studien 2008 bis 2011 wurden entsprechend neu bewertet (Abb. 1). Die für die Therapie von Atemwegsinfektionen beim Schwein wichtigen Wirkstoffe wie Amoxicillin/Clavulansäure, Florfenicol, Enrofloxacin, Tiamulin und das Makrolid Tilmicosin zeigten niedrige Resistenzraten bzw. lassen von ihren MHK_{90}-Werten (Tab. 13) auf eine gute Wirksamkeit schließen. Ein hoher MHK_{90}-Wert (16 mg/L) fand sich beim Wirkstoff Gentamicin. Bei der Wirkstoffklasse der Cephalosporine konnten bei Ceftiofur im Jahr 2012 im Gegensatz zu 2011 (damals 13 %) keine resistenten Isolate nachgewiesen werden, auch die übrigen Cephalosporine lagen mit ihren MHK_{90}-Werten im therapeutisch günstigen Bereich. Bei dem Wirkstoff Tetracyclin zeigte sich der Trend über die Studienjahre hinweg uneinheitlich, derzeit liegt der Wert bei 20 % resistenten Isolaten, wobei 68 % intermediär resistente Isolate festzustellen sind.

Gegenüber Tetracyclin setzte sich insgesamt der Aufwärtstrend in einer ansteigenden Resistenzrate fort, wenn man die große Anzahl der intermediär resistenten Isola-

Tab. 13 MHK_{90}-Werte von APP beim Schwein, Indikation: respiratorische Erkrankungen

Wirkstoffe, für die keine klinischen Grenzwerte vorhanden sind	MHK_{90}-Wert [mg/L]				
Studienjahr	2008	2009	2010	2011	2012
Cefotaxim	0,015	0,015	0,015	0,25	0,015
Cefquinom	0,03	0,03	0,03	0,5	0,03
Doxycyclin	1	2	2	8	2
Enrofloxacin	0,12	0,12	0,06	0,06	0,06
Gentamicin	16	16	8	8	16
Nalidixinsäure	4	4	4	4	4
Spiramycin	64	64	64	64	64
Trimethoprim/ Sulfamethoxazol	0,12	0,25	0,12	0,12	0,12
Tulathromycin	32	32	16	16	nicht getestet
Anzahl Isolate (N)	**63**	**40**	**58**	**45**	**41**

te mit einbezieht. Für die übrigen Wirkstoffe bleibt das Resistenzniveau bei APP bis auf wenige Ausnahmen fast unverändert.

3.2.2 *Aeromonas* spp. beim Süßwasserfisch

In der Studie 2012 wurden nur 9 Isolate von den Laboren eingesandt, sodass hier keine Auswertung möglich war. Die 9 Isolate werden mit der Studie 2013 zusammen ausgewertet.

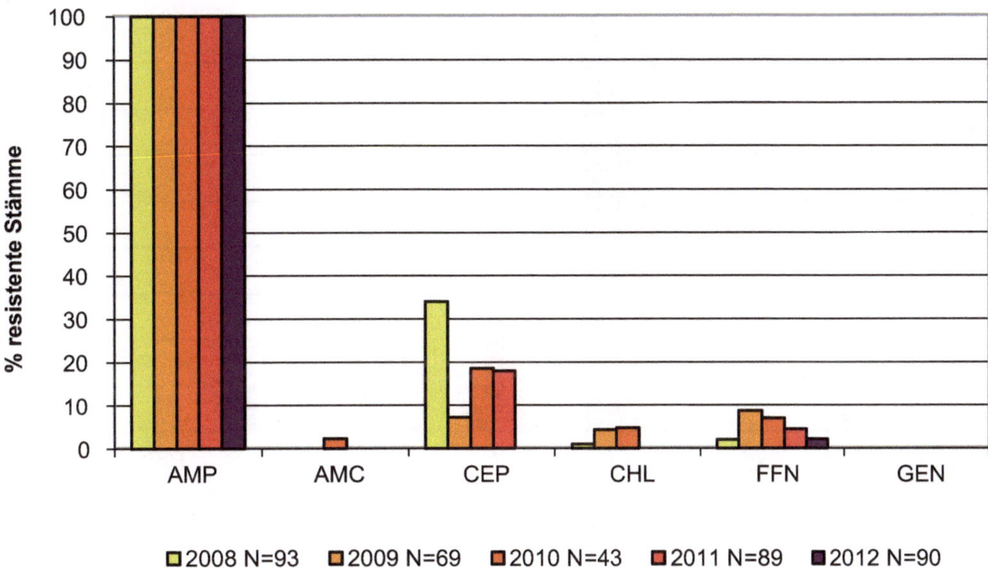

Abb. 2   Resistenzraten von *B. bronchiseptica* beim Schwein, Indikation: respiratorische Erkrankungen

3.2.3   *Bordetella bronchiseptica*

3.2.3.1   *Bordetella bronchiseptica* beim Schwein

In der Studie 2012 wurden insgesamt 90 *B.-bronchiseptica*-Isolate vom Schwein mit respiratorischer Symptomatik untersucht (Tab. 36). Eine Darstellung getrennt nach Produktionsstufen (Ferkel, Läufer und Mastschwein) erfolgte nicht, da hier die Resistenzraten bezogen auf die einzelnen Stufen in ähnlicher Höhe lagen.

Gegenüber den getesteten β-Lactam-Antibiotika zeigten sich einige Resistenzen bzw. hohe MHK$_{90}$-Werte, sodass von einer Behandlung mit Cephalosporinen oder Penicillinen abzuraten ist. Gegenüber Ampicillin, für das erstmalig ein klinischer Grenzwert im aktuellen CLSI-Dokument angegeben wurde, waren alle getesteten Isolate resistent. Dies gilt auch für die Stämme aus den vorherigen Studienjahren. Hingegen konnten für Amoxicillin/ Clavulansäure und Gentamicin keine resistenten Isolate nachgewiesen werden. Die Resistenzraten für Chloramphenicol und Florfenicol lagen deutlich unter 10 % (Abb. 2). Der MHK$_{90}$-Wert für Nalidixinsäure, die als Indikator einer beginnenden Fluorchinolonresistenz anzusehen ist, lag bei 16 mg/L, für Enrofloxacin wurde wiederum ein MHK$_{90}$-Wert von 0,5 mg/L ermittelt, der nun mittlerweile seit 7 Studienjahren unverändert ist (Tab. 14).

Bei dem zur Behandlung von Atemwegserkrankungen beim Schwein zugelassenen Wirkstoff Florfenicol lag die Resistenzrate bei 2 %. Der Anteil der als intermediär resistent einzustufenden Isolate in der Studie 2012 lag jedoch bei 88 %, was einem Anstieg von 12 % gegenüber den vorherigen Studienjahren gleichkommt. Dieser Entwick

Tab. 14   MHK$_{90}$-Werte von *B. bronchiseptica* beim Schwein, Indikation: respiratorische Erkrankungen

Wirkstoffe, für die keine klinischen Grenzwerte vorhanden sind	MHK$_{90}$-Wert [mg/L]				
Studienjahr	2008	2009	2010	2011	2012
Cefotaxim	> 32	8	> 32	> 32	> 32
Cefquinom	32	32	32	32	32
Ceftiofur	> 64	> 64	> 64	> 64	> 64
Enrofloxacin	0,5	0,5	0,5	0,5	0,5
Nalidixinsäure	8	8	16	16	16
Tetracyclin	0,5	1	2	1	2
Tiamulin	> 64	> 64	> 64	> 64	> 64
Tilmicosin	32	32	32	32	32
Trimethoprim/ Sulfamethoxazol	4	16	8	8	2
Tulathromycin	16	8	16	16	nicht getestet
Anzahl Isolate (N)	93	69	43	89	90

lung muss in den kommenden Studien eine vermehrte Aufmerksamkeit geschenkt werden. Ein Einsatz von Florfenicol sollte erst nach einer Empfindlichkeitsprüfung erfolgen.

Auch eine Behandlung mit dem potenzierten Sulfonamid Trimethoprim/Sulfamethoxazol sollte erst nach erfolgter Empfindlichkeitsprüfung aufgenommen werden, auch wenn der MHK$_{90}$-Wert von 2 mg/L im güns

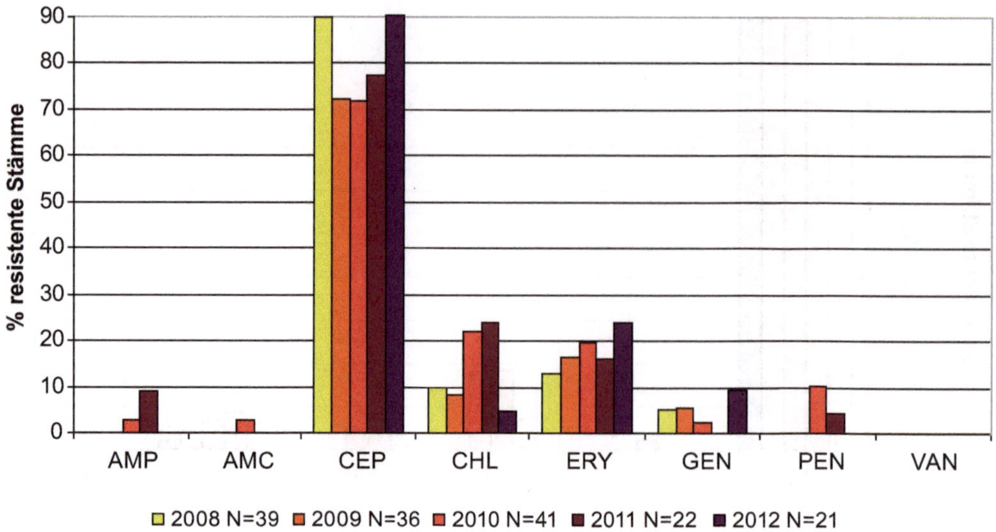

Abb. 3 Resistenzraten von *E. faecalis* beim Milchrind, Indikation: Mastitis (2008 bis 2012)

tigen Bereich liegt, da in den vorherigen Studienjahren durchgehend höhere MHK$_{90}$-Werte detektiert wurden.

Ein Vergleich der Studienjahre 2008 bis 2011 zeigte eine günstigere Resistenzlage gegenüber Cephalothin, ebenfalls zeigte sich für den therapeutisch wichtigen Wirkstoff Tetracyclin ein therapeutisch günstiger MHK$_{90}$-Wert von 2 mg/L, auch wenn dieser im Lauf der Studienjahre anzusteigen scheint.

3.2.3.2 *Bordetella bronchiseptica* beim Kleintier

In der Studie 2012 wurden nur 10 Isolate von den Laboren eingesandt, sodass hier keine Auswertung möglich war. Die 10 Isolate werden mit der Studie 2013 zusammen ausgewertet.

3.2.3.3 *Bordetella bronchiseptica* bei der Pute

In der Studie 2012 wurde kein Isolat von den Laboren eingesandt, sodass hier keine Auswertung möglich war.

3.2.4 *Enterococcus* spp.

In der Studie 2012 wurden 71 Isolate als *Enterococcus* spp. vom Milchrind mit einer Mastitis eingesandt. Davon wurden in einer Spezies-spezifischen PCR 21 Isolate als *E. faecalis* und 10 Isolate als *E. faecium* bestätigt. Die übrigen Isolate konnten lediglich auf Gattungsebene als *Enterococcus* spp. bestätigt werden und gehörten damit anderen *Enterococcus*-Spezies an.

3.2.4.1 *Enterococcus faecalis* beim Milchrind

Die Daten der untersuchten *E.-faecalis*-Isolate zeigten für Ampicillin, Amoxicillin/Clavulansäure, Gentamicin und

Penicillin Resistenzraten von unter 10 % (Abb. 3). Für Enrofloxacin und Trimethoprim/Sulfamethoxazol ist aufgrund des MHK$_{90}$-Wertes (Tab. 15) eine relativ gute Wirksamkeit anzunehmen. Erwartungsgemäß zeigten Oxacillin, die Lincosamide sowie alle getesteten Cephalosporine eine stark eingeschränkte Wirksamkeit, da *Enterococcus* spp. eine intrinsische Resistenz gegenüber diesen Wirkstoffen aufweisen (Tab. 37).

Die Resistenzraten betrugen gegenüber Erythromycin 24 %. Kein Isolat war gegenüber Vancomycin resistent.

Tab. 15 MHK$_{90}$-Werte von *E. faecalis* beim Milchrind, Indikation: respiratorische Erkrankungen

Wirkstoffe, für die keine klinischen Grenzwerte vorhanden sind	MHK$_{90}$-Wert [mg/L]				
Studienjahr	**2008**	**2009**	**2010**	**2011**	**2012**
Cefoperazon	> 32	32	32	32	32
Cefotaxim	> 32	8	> 32	32	32
Cefquinom	> 64	4	8	4	8
Ceftiofur	> 64	32	> 64	64	64
Enrofloxacin	1	1	4	1	4
Clindamycin	> 64	> 64	> 64	> 64	64
Oxacillin	> 8	> 8	> 8	> 8	> 8
Pirlimycin	16	> 64	> 64	> 64	64
Tetracyclin	128	128	128	128	128
Tilmicosin	> 128	> 128	> 128	> 128	> 128
Trimethoprim/ Sulfamethoxazol	0,25	0,12	0,12	8	1
Anzahl Isolate (N)	**39**	**36**	**40**	**20**	**21**

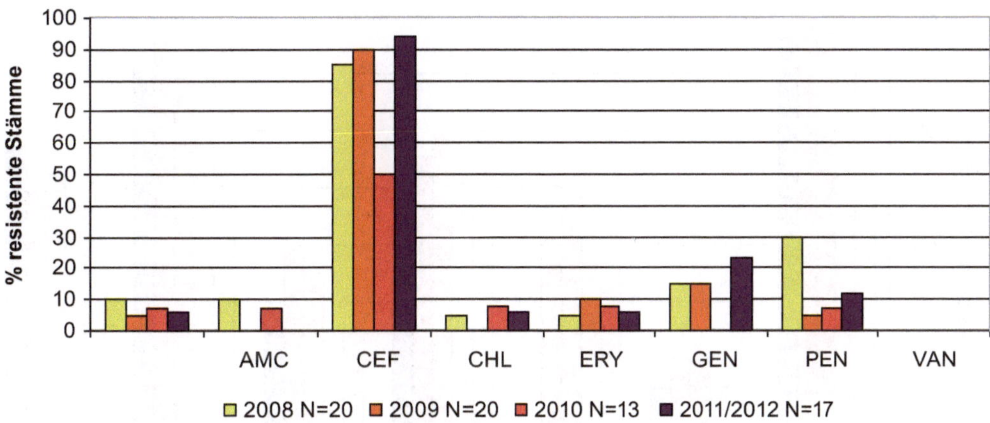

Abb. 4 Resistenzraten von *E. faecium* beim Milchrind, Indikation: Mastitis (2008 bis 2012)

Über die Studienjahre hinweg betrachtet bewegten sich die Empfindlichkeitsraten für Erythromycin und Gentamicin auf etwa gleich hohem Niveau. Die Gentamicin-resistenten Isolate lagen alle im Low-level-Bereich bei maximal 64 mg/L. Gegenüber Chloramphenicol zeigte sich ein Abfall der Resistenzrate.

3.2.4.2 *Enterococcus faecium* beim Milchrind

Die Daten von 7 (Studie 2011) resp. 10 (Studie 2012) *E.-faecium*-Isolaten vom Milchrind mit einer Mastitis wurden aufgrund der niedrigen Isolatanzahl zusammen ausgewertet (Tab. 38).

Tab. 16 MHK$_{90}$-Werte von *E. faecium* beim Milchrind, Indikation: Mastitis

Wirkstoffe, für die keine klinischen Grenzwerte vorhanden sind	MHK$_{90}$-Wert [mg/L]			
Studienjahr	**2008**	**2009**	**2010**	**2011/2012**
Cefoperazon	> 32	32	> 32	> 32
Cefotaxim	> 32	8	> 32	> 32
Cefquinom	> 64	4	8	32
Ceftiofur	> 64	32	> 64	> 64
Enrofloxacin	8	1	1	8
Clindamycin	16	> 64	> 64	16
Oxacillin	> 8	> 8	> 8	> 8
Pirlimycin	16	16	32	16
Tetracyclin	64	1	256	64
Tilmicosin	16	16	16	16
Trimethoprim/ Sulfamethoxazol	1	0,25	0,12	0,12
Anzahl Isolate (N)	**20**	**20**	**12**	**17**

Hinsichtlich der Wirkstoffe Oxacillin und den Cephalosporinen zeigten die *E.-faecium*-Isolate vergleichbare Ergebnisse zu den *E.-faecalis*-Isolaten. Für die Wirkstoffe Ampicillin und Amoxicillin/Clavulansäure konnten Resistenzraten deutlich unter 10 % ermittelt werden. Gegenüber Gentamicin zeigte sich seit 2008 ein Anstieg der Resistenzraten auf 24 %, jedoch lagen alle Resistenzen im Low-level-Bereich. Auch für Penicillin stieg die Resistenzrate auf 12 % an (Abb. 4).

Im Gegensatz zu *E. faecalis* weist der vergleichsweise höhere MHK$_{90}$-Wert von Enrofloxacin für die *E.-faecium*-Isolate (8 mg/L) auf eine verminderte Wirksamkeit hin. Keine Resistenzen traten gegenüber Vancomycin auf. Weiterhin im unteren Konzentrationsbereich zeigte sich die Höhe der MHK$_{90}$-Werte für die Kombination Trimethoprim/Sulfamethoxazol mit 0,12 mg/L.

3.2.5 *Escherichia coli*

3.2.5.1 *Escherichia coli* beim Kalb

Im Studienjahr 2012 wurden insgesamt 287 *E.-coli*-Stämme vom Kalb mit Enteritis untersucht. Seit diesem Studienjahr wurde die Tierart „Kalb" auf „Jungrinder bis zu einem Jahr" erweitert, um eine Vergleichbarkeit zum EFSA-Stichprobenplan zu erreichen (Tab. 39). Daher gingen 256 Isolate vom Kalb und 31 Isolate von Jungrindern in die Auswertungen ein.

Die höchsten Resistenzraten zeigten sich für Ampicillin (76 %), Tetracyclin (70 %) und Trimethoprim/Sulfamethoxazol (58 %). Gegenüber weiteren relevanten Wirkstoffen lagen die Resistenzraten zwischen 15 % (Amoxicillin/Clavulansäure) und 29 % (Gentamicin) (Abb. 5). Einheitlich hohe MHK$_{90}$-Werte (Tab. 17) für Doxycyclin (64 mg/L) und Enrofloxacin (> 16 mg/L)

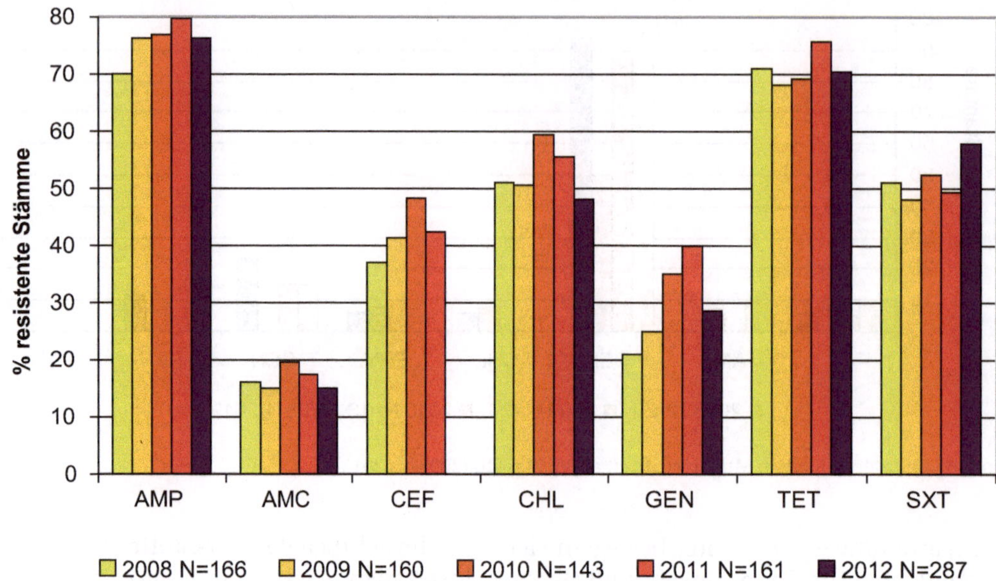

Abb. 5 Resistenzraten von *E. coli* beim Kalb, Indikation: Enteritis (2008 bis 2012)

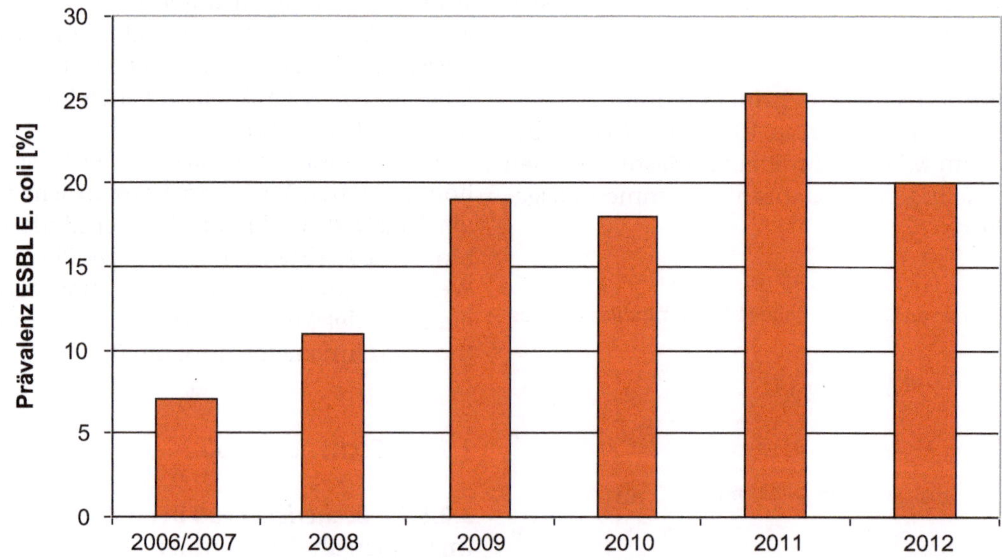

Abb. 6 Anteil phänotypisch ESBL-bildender *E. coli* beim Kalb (2006 bis 2012)

wiesen ebenfalls auf eine reduzierte Wirksamkeit hin. Weiterhin unverändert hohe MHK_{90}-Werte im gesamten Untersuchungszeitraum seit 2008 waren für alle getesteten Cephalosporine der neueren Generation festzustellen: Ceftiofur (> 64 mg/L) und Cefotaxim (> 32 mg/L). Sowohl die hohen MHK_{90}-Werte für Cefotaxim wie auch die Resistenzrate für die Wirkstoffkombination Amoxicillin/Clavulansäure sind hier als Hinweise für das vermehrte Auftreten von ESBL-Bildnern zu werten (ESBL = Extended-Spectrum Beta-Lactamasen). Dieses Bild spiegelt sich in dem Anteil von ESBL-bildenden *E. coli* beim Kalb (Abb. 6) wider. Hier zeigte sich ein Anstieg der Prävalenzrate von 7 % im Jahr 2006/2007 auf 25 % im Jahr 2011 bei den untersuchten *E.-coli*-Isolaten von Kälbern mit Enteritis, wobei die Prävalenzrate mit 20 % im Jahr 2012 unter dieser bisherigen Höchstmarke lag.

Das zur Therapie zugelassene Colistin zeigte nach einem Anstieg des MHK_{90}-Wertes auf 2 mg/L im Studienjahr 2011 einen leichten Rückgang auf 1 mg/L. Da Colistin als „Reserveantibiotikum" in der Humanmedizin Verwendung findet, verdient die Entwicklung des MHK_{90}-Wertes dieses Wirkstoffs besondere Beachtung. Für die

Tab. 17   MHK$_{90}$-Werte von *E. coli* beim Kalb, Indikation: Enteritis

Wirkstoffe, für die keine klinischen Grenzwerte vorhanden sind	MHK$_{90}$-Wert [mg/L]					
Studienjahr	2006/ 2007	2008	2009	2010	2011	2012
Apramycin	16	> 32	8	8	> 64	8
Cefotaxim	1	16	32	> 32	> 32	> 32
Cefquinom	8	16	> 32	> 32	> 32	> 32
Ceftiofur	2	64	> 64	> 64	> 64	> 64
Colistin	0,5	0,5	0,5	1	2	1
Doxycyclin	64	64	32	64	64	64
Florfenicol	256	256	256	256	256	256
Enrofloxacin	> 16	> 16	> 16	> 16	> 16	> 16
Nalidixinsäure	> 128	> 128	> 128	> 128	> 128	> 128
Spectinomy- cin	> 256	> 256	> 256	> 256	> 256	nicht getestet
Spiramycin	> 128	> 128	> 128	> 128	> 128	> 128
Trimethoprim	> 128	> 128	> 128	> 128	> 128	nicht getestet
Tulathromycin	16	32	32	16	> 64	nicht getestet
Anzahl Isolate (N)	154	166	160	140	161	287

weiteren Wirkstoffe zeigte sich, abgesehen von wenigen Schwankungen, ein ähnlich hohes Resistenzniveau wie in den vorherigen Studien.

Beim Kalb sollten zur Behandlung von Enteritiden Cephalosporine und Fluorchinolone nur wenn unbedingt notwendig und nach vorheriger Empfindlichkeitstestung eingesetzt werden.

3.2.5.2   *Escherichia coli* beim Milchrind

Im Studienjahr 2012 wurden 323 *E.-coli*-Stämme vom Milchrind mit Mastitis untersucht (Tab. 40). Es kann insgesamt von einer günstigen Resistenzsituation für diese *E.-coli*-Isolate ausgegangen werden. Bis auf Ampicillin (17 % resistente Isolate) und Tetracyclin (11 %) liegen alle Wirkstoffe mit ihren Resistenzraten unter 10 % (Abb. 7).

Die MHK$_{90}$-Daten, insbesondere die der Cephalosporine, zeigten innerhalb eines Zeitraumes von 2 Jahren einen starken Anstieg von 0,12 mg/L auf 8 mg/L (Tab. 18), ebenso konnte beim Wirkstoff Ceftiofur ein Anstieg der Resistenzrate von 0 % auf 9 % im Laufe eines Untersuchungszeitraumes von mittlerweile 10 Jahren gezeigt werden. Da seit dem Jahr 2013 auch für Ceftiofur ein klinischer Grenzwert zur Verfügung steht, wurden die Daten der Vorjahre neu bewertet. Die Resistenzraten für Amoxicillin/Clavulansäure liegen deutlich unter 5 % und sind damit als therapeutisch günstig anzusehen. Sie stiegen jedoch, wenn auch auf niedrigem Niveau, kontinuierlich

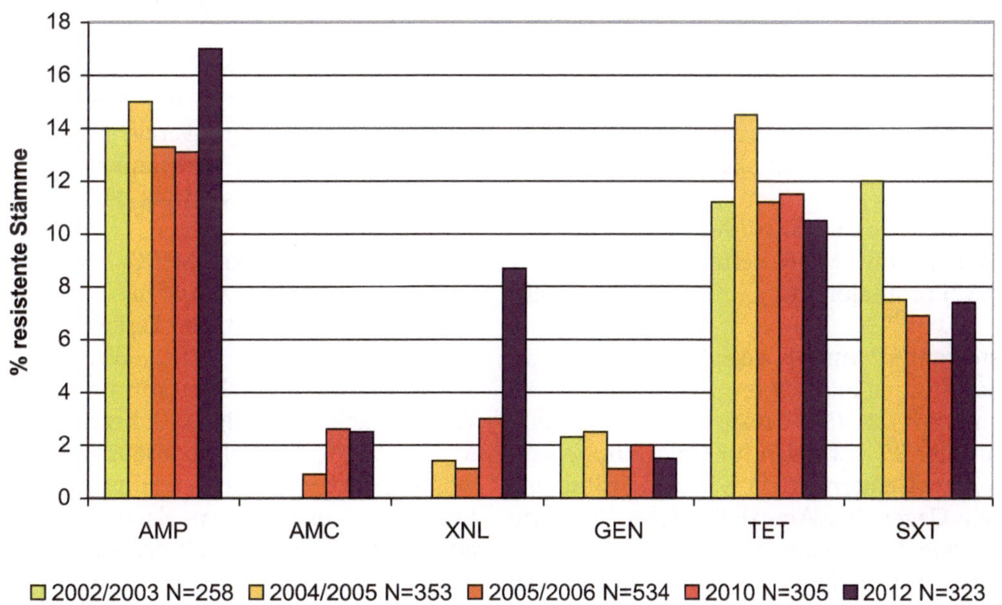

Abb. 7   Resistenzraten von *E. coli* beim Milchrind, Indikation: Mastitis (2002 bis 2012)

Tab. 18 MHK_{90}-Werte von *E. coli* beim Milchrind, Indikation: Mastitis

Wirkstoffe, für die keine klinischen Grenzwerte vorhanden sind	MHK_{90}-Wert [mg/L]			
Studienjahr	2004/2005	2005/2006	2010	2012
Cefotaxim	–	0,12	0,12	8
Cefquinom	0,12	0,06	0,12	8
Colistin	0,25	0,5	1	1
Doxycyclin	16	8	8	8
Florfenicol	8	8	16	8
Enrofloxacin	0,06	0,06	0,06	0,06
Nalidixinsäure	4	4	4	4
Trimethoprim	64	1	1	nicht getestet
Anzahl Isolate (N)	**353**	**534**	**305**	**323**

Tab. 19 MHK_{90}-Werte von *E. coli* beim Ferkel, Indikation: Enteritis

Wirkstoffe, für die keine klinischen Grenzwerte vorhanden sind	MHK_{90}-Wert [mg/L]					
Studienjahr	2006/2007	2008	2009	2010	2011	2012
Apramycin	32	8	> 64	> 64	16	8
Cefotaxim	0,12	0,12	0,12	0,12	0,12	0,5
Cefquinom	0,12	0,12	0,12	0,12	0,12	0,5
Ceftiofur	0,5	0,5	0,5	0,5	0,5	1
Colistin	4	0,5	4	8	8	8
Doxycyclin	32	64	32	32	32	64
Florfenicol	8	16	16	16	8	8
Enrofloxacin	0,5	1	1	0,5	0,5	8
Nalidixinsäure	128	> 128	> 128	128	128	> 128
Spectinomycin	512	> 512	> 512	> 512	nicht getestet	nicht getestet
Trimethoprim	> 128	> 128	> 128	> 128	nicht getestet	nicht getestet
Anzahl Isolate (N)	**345**	**240**	**124**	**156**	**183**	**150**

an. Die MHK_{90}-Daten für das Fluorchinolon Enrofloxacin und die Indikatorsubstanz Nalidixinsäure blieben im gleichen Zeitraum (2004 – 2012) auf einem unverändert niedrigen Niveau.

Die über Jahre hinweg ermittelten niedrigen MHK_{90}-Werte und Resistenzraten für Cephalosporine sind innerhalb der letzten beiden Jahre deutlich angestiegen.

3.2.5.3   *Escherichia coli* beim Schwein

In der Studie 2011 wurden insgesamt 232 *E.-coli*-Stämme vom Schwein mit Enteritis untersucht (Tab. 41, Tab. 43, Tab. 45). Der größte Anteil stammte von Ferkeln (183 Isolate), danach folgten Läufer (28 Isolate) und Mastschweine (21 Isolate). In der Studie 2012 wurden 252 *E.-coli*-Stämme vom Schwein mit Enteritis untersucht (150 isoliert vom Ferkel, 42 vom Läufer und 60 vom Mastschwein) (Tab. 42, Tab. 44, Tab. 46).

Die verschiedenen Produktionsstufen zeigten nur wenige Unterschiede in ihrer MHK-Verteilung, sodass hier beispielhaft die Produktionsstufe „Ferkel" dargestellt wird.

Hohe Resistenzraten wurden gegenüber Tetracyclin (79 % resp. 73 %), Ampicillin (75 % resp. 74 %) und Trimethoprim/Sulfamethoxazol (59 % resp. 56 %) festgestellt. Resistenzraten unter 35 % wurden für Chloramphenicol (33 % resp. 23 %) bzw. Gentamicin (11 % in beiden Studienjahren) ermittelt. Gegenüber Amoxicillin/Clavulansäure lag die Resistenzrate bei 2 % bzw. 1 % im Gegensatz zum Studienjahr 2010, in dem sie auf 11 % angestiegen war. Im Studienjahr 2011 wurden 15 % intermediär resistente Isolate ermittelt. Dieses Ergebnis bestätigte sich durch das darauffolgende Jahr jedoch nicht (Abb. 8). Gleichzeitig stieg der ermittelte MHK_{90}-Wert für Cefotaxim von 0,12 auf 0,5 mg/L, sodass auch bei klinischen *E.-coli*-Isolaten vom Schwein mit einem erhöhten Auftreten von ESBL-positiven Stämmen gerechnet werden muss (Abb. 9).

Für Colistin wurde, wie auch schon in den Studienjahren 2010 und 2011, ein MHK_{90}-Wert von 8 mg/L ermittelt, sodass beim Ferkel möglicherweise von einer eingeschränkten Wirksamkeit ausgegangen werden muss. Beim Mastschwein lag der MHK_{90}-Wert noch bei 1 mg/L.

Enrofloxacin (Ferkel: MHK_{90} = 0,5 resp. 8 mg/L; adultes Schwein: MHK_{90} = 0,06 mg/L in beiden Studienjahren) zeigte bei Isolaten von Ferkeln einen deutlichen Anstieg in der Höhe des MHK_{90}-Wertes (Tab. 19), der beobachtet werden muss. Hier könnte sich eine verminderte Wirksamkeit ankündigen. Dabei müssen auch die hohen MHK_{90}-Werte für Nalidixinsäure (> 128 mg/L) beachtet werden, die hier schon den Hinweis auf eine Einfachmutation der Isolate liefern. Nach Möglichkeit sollte daher auf einen Einsatz von Fluorchinolonen verzichtet werden.

Gut wirksam sind bisher noch die Cephalosporine. Hier bewegten sich die MHK_{90}-Werte zwischen 0,12 und 1 mg/L. Im Vergleich zu den vorherigen Studien zeichnet sich jedoch ein geringer Aufwärtstrend ab.

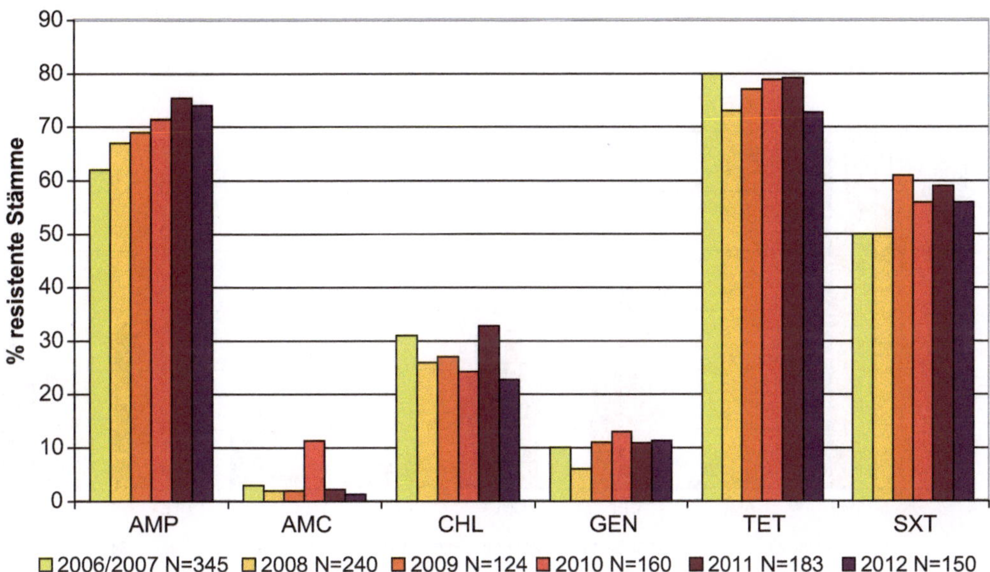

Abb. 8   Resistenzraten von *E. coli* beim Ferkel, Indikation: Enteritis (2006 bis 2012)

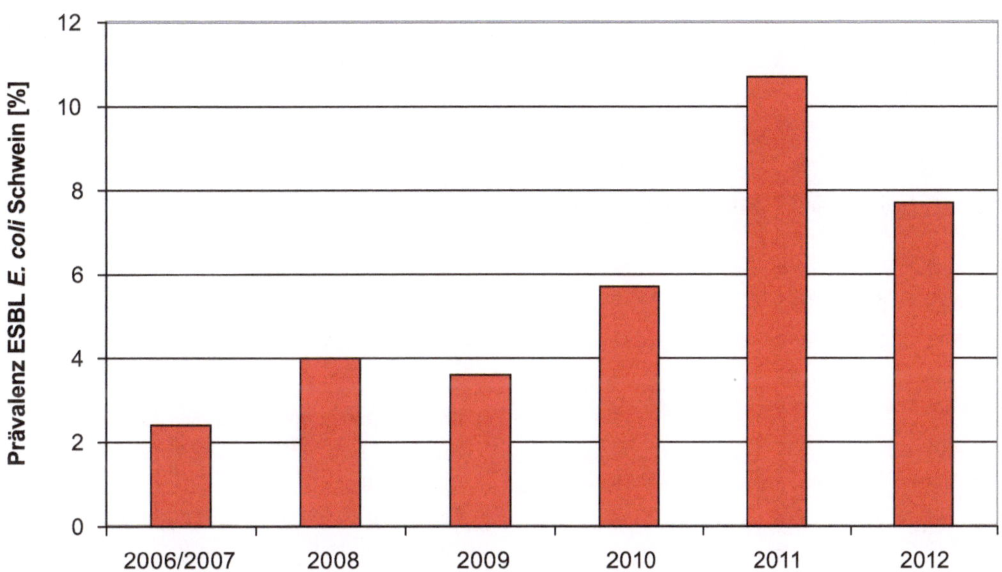

Abb. 9   Anteil phänotypisch ESBL-bildender *E. coli* beim Schwein (2006 bis 2012)

3.2.5.4   *Escherichia coli* bei Geflügel

Escherichia coli bei der Pute

In der Studie 2011 wurden insgesamt 125 *E.-coli*-Isolate, im Studienjahr 2012 159 Isolate von der Pute untersucht (Tab. 47, Tab. 48).

Die höchsten Resistenzraten wurden gegenüber Ampicillin (60 % resp. 50 %), Tetracyclin (48 % resp. 28 %) und Trimethoprim/Sulfamethoxazol (22 % resp. 26 %) ermittelt. Für Gentamicin wurde eine Resistenzrate von 14 % resp. 9 % ermittelt und gegenüber Enrofloxacin waren

4 % resp. 1,5 % resistente Isolate nachweisbar (Abb. 10). Trotz der guten Resistenzlage für Enrofloxacin muss diese aufgrund der hohen MHK$_{90}$-Werte für Nalidixinsäure weiterhin sorgfältig beobachtet werden.

Insgesamt wurde der leichte Abwärtstrend der Resistenzraten von Ampicillin und Tetracyclin fortgesetzt, Cephalothin wurde im Studienjahr 2012 nicht untersucht. Mit Ausnahme des Colistins (8 mg/L) waren die MHK$_{90}$-Werte der übrigen Wirkstoffe nahezu unverändert im Vergleich zu den vorherigen Studienjahren (Tab. 20).

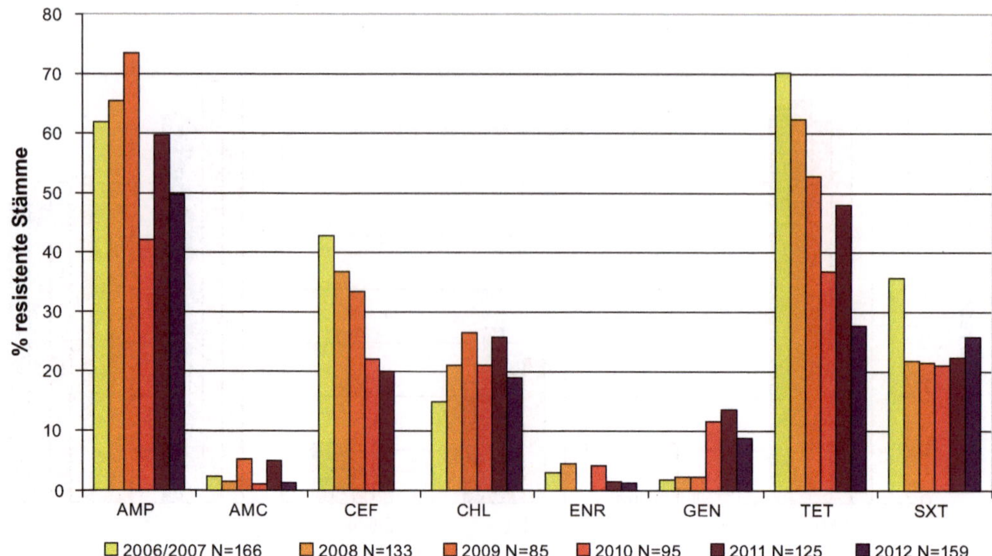

Abb. 10 Resistenzraten von *E. coli* bei der Pute, verschiedene Indikationen (2006 bis 2012)

Tab. 20 MHK$_{90}$-Werte *E. coli* bei der Pute, verschiedene Indikationen

Wirkstoffe, für die keine klinischen Grenzwerte vorhanden sind	MHK$_{90}$-Wert [mg/L]					
Studienjahr	2006/ 2007	2008	2009	2010	2011	2012
Apramycin	8	8	8	8	8	8
Cefotaxim	0,12	0,12	0,12	0,12	0,12	0,12
Cefquinom	0,12	0,12	0,12	0,12	0,12	0,12
Ceftiofur	0,5	0,5	0,5	0,5	0,5	0,5
Colistin	0,5	0,5	8	4	8	8
Doxycyclin	64	32	32	16	16	16
Florfenicol	8	16	8	8	8	8
Nalidixinsäure	> 128	128	128	> 128	> 128	> 128
Spectinomycin	32	256	256	> 256	nicht getestet	nicht getestet
Trimethoprim	> 128	> 128	> 128	> 128	nicht getestet	nicht getestet
Tulathromycin	16	16	16	16	nicht getestet	nicht getestet
Anzahl Isolate (N)	166	133	85	95	125	159

Escherichia coli bei der Jung- und Legehenne

In der Studie 2011 wurden 162, in der Studie 2012 196 *E.-coli*-Isolate von der Jung- und Legehenne mit einer Septikämie untersucht (Tab. 49, Tab. 50). Das Resistenzniveau lag deutlich unter demjenigen der Isolate von Pute und Masthahn. Die höchsten Resistenzraten wurden

gegenüber Ampicillin (24 % resp. 14 %) und Tetracyclin (22 % resp. 15 %) gefunden. Die übrigen Werte lagen deutlich unter 10 % (Abb. 11). Im Gegensatz zu den Isolaten von Puten kann für Colistin mit einem MHK$_{90}$-Wert von

Tab. 21 MHK$_{90}$-Daten von *E. coli* bei der Legehenne, Indikation: Septikämie

Wirkstoffe, für die keine klinischen Grenzwerte vorhanden sind	MHK$_{90}$-Wert [mg/L]					
Studienjahr	2006/ 2007	2008	2009	2010	2011	2012
Apramycin	8	8	8	8	8	8
Cefotaxim	0,12	0,12	0,12	0,12	0,06	0,12
Cefquinom	0,12	0,12	0,12	0,06	0,12	0,12
Ceftiofur	0,5	0,5	0,5	0,5	0,5	0,5
Colistin	0,5	0,5	0,5	1	1	1
Doxycyclin	32	32	16	16	16	16
Florfenicol	8	8	16	8	8	8
Nalidixinsäure	128	128	4	128	128	128
Spectinomycin	32	64	32	32	nicht getestet	nicht getestet
Trimethoprim	> 128	> 128	0,5	1	nicht getestet	nicht getestet
Tulathromycin	16	32	16	16	nicht getestet	nicht getestet
Anzahl Isolate (N)	159	176	72	101	162	196

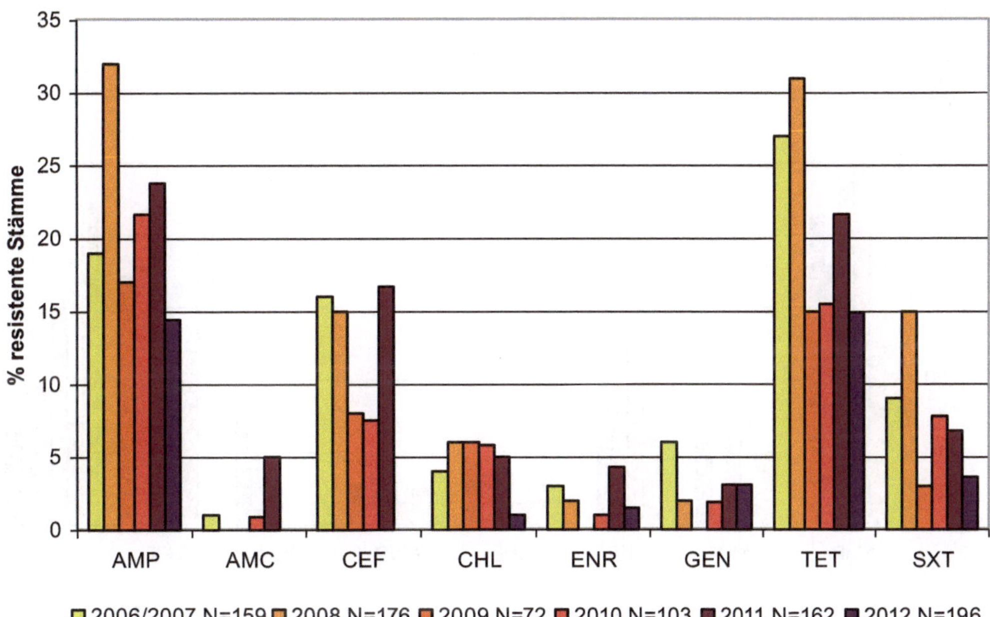

Abb. 11   Resistenzraten von *E. coli* bei der Legehenne, Indikation: Septikämie (2006 bis 2012)

1 mg/L (Tab. 21) noch von einer guten Wirksamkeit ausgegangen werden.

Der Vergleich mit den Daten der vorangegangenen Studien deutet auf einen Abwärtstrend hinsichtlich der Resistenzraten von Gentamicin und Tetracyclin hin. Mit 4 % resp. 2 % resistenten Isolaten lagen die Resistenzraten bei Enrofloxacin im therapeutisch günstigen Bereich. Die MHK$_{90}$-Werte blieben auf etwa gleichem Niveau. Insgesamt gesehen stellte sich die Resistenzlage bei der Legehenne wesentlich günstiger als bei den anderen Nutzungsrichtungen des Geflügels dar.

Auch die MHK$_{90}$-Werte der Cephalosporine sind seit mehreren Studienjahren stabil und lagen im Bereich von 0,12 bis 0,5 mg/L, wobei an dieser Stelle darauf hingewiesen sei, dass Cephalosporine keine Zulassung zur Behandlung von Geflügel besitzen.

Escherichia coli beim Masthahn/Masthahnküken

In der Studie 2011 wurden 74, in der Studie 2012 35 *E.-coli*-Isolate vom Masthahn und vom Masthahnküken untersucht. Davon stammte beim Masthahn die Mehrzahl der Isolate aus der Indikation Septikämie, beim Masthahnküken aus Dottersackentzündungen (Tab. 51, Tab. 52).

Die Resistenzraten für *E.-coli*-Isolate vom Masthahn unterschieden sich wesentlich in der Höhe zu den Resistenzraten bei Isolaten von der Legehenne. Dabei ist jedoch zu beachten, dass teilweise nur geringe Isolatanzahlen in den einzelnen Studienjahren betrachtet werden konnten.

Tab. 22   MHK$_{90}$-Daten von *E. coli* beim Masthahn/Masthahnküken, verschiedene Indikationen

Wirkstoffe, für die keine klinischen Grenzwerte vorhanden sind	MHK$_{90}$-Wert [mg/L]					
Studienjahr	2006/ 2007	2008	2009	2010	2011	2012
Apramycin	8	8	8	8	8	8
Cefotaxim	0,5	0,12	0,12	4	0,5	16
Cefquinom	0,12	0,12	0,12	0,25	0,25	32
Ceftiofur	1	0,5	0,5	4	0,5	16
Colistin	0,5	0,5	0,5	1	1	1
Doxycyclin	32	32	16	16	16	32
Florfenicol	8	8	8	8	8	8
Nalidixinsäure	> 128	> 128	> 128	> 128	> 128	> 128
Spectinomycin	32	256	64	128	nicht getestet	nicht getestet
Trimethoprim	> 128	64	> 128	> 128	nicht getestet	nicht getestet
Tulathromycin	16	32	16	16	nicht getestet	nicht getestet
Anzahl Isolate (N)	87	51	33	42	74	35

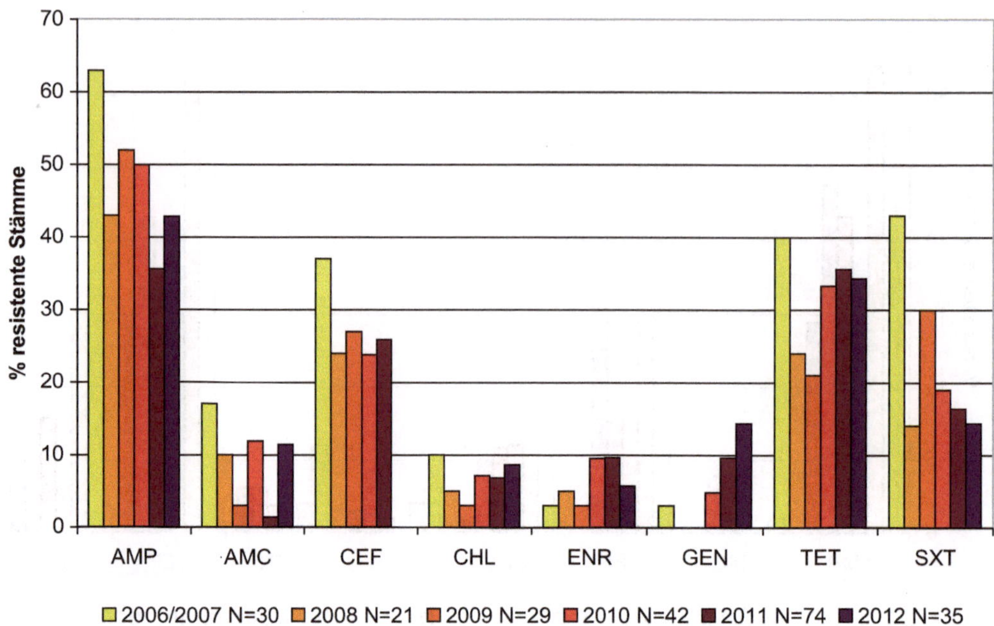

Abb. 12 Resistenzraten von *E. coli* beim Masthahn und beim Masthahnküken, verschiedene Indikationen (2006 bis 2012)

Die höchsten Resistenzraten wurden gegenüber Ampicillin (36 % resp. 43 %), Tetracyclin (36 % resp. 34 %), Cephalothin (26 % in 2011, 2012 wurde dieser Wirkstoff nicht untersucht) und Trimethoprim/Sulfamethoxazol (16 % resp. 19 %). Die Resistenzraten gegenüber Amoxicillin/Clavulansäure lagen in der Studie 2012 bei 11 % und waren somit auf vergleichbarer Höhe mit denjenigen, die in der Studie 2010 ermittelt wurden. Bei den übrigen Wirkstoffen lagen die Resistenzraten unter 10 % (Abb. 12).

Nach einem Anstieg auf 10 % Enrofloxacin-resistente Isolate (2011), fiel im Jahr 2012 die Resistenzrate auf 6 %. Die hohen MHK_{90}-Werte für Nalidixinsäure (> 128 mg/L, Tab. 22) wiesen auf eine bereits erfolgte Einfachmutation der untersuchten Bakterienpopulation hin. Die Behandlung mit Fluorchinolonen sollte folglich nur in begründeten Ausnahmefällen und nach Antibiogramm erfolgen.

Die Prävalenzdaten für phänotypisch ESBL-bildende *E. coli* zeigten auch bei den Isolaten von Geflügel eine Tendenz nach oben, allerdings liegt die Höhe der Prävalenzrate deutlich unter derjenigen für Rind und Schwein (Abb. 13).

3.2.5.5 *Escherichia coli* beim Kleintier

Sowohl im Studienjahr 2011 als auch im Studienjahr 2012 wurden jeweils 18 Isolate mit der Indikation „Infektionen des Gastrointestinaltraktes (GIT)" (Tab. 53, Tab. 54) untersucht. Dazu kamen 32 resp. 33 Isolate aus der Indikation „Infektionen des Urogenitaltraktes (UGT)" von Hund und Katze (Tab. 55, Tab. 56, Tab. 57, Tab. 58).

Tab. 23 MHK_{90}-Daten von *E. coli* beim Kleintier, Indikation: Infektionen des GIT

Wirkstoffe, für die keine klinischen Grenzwerte vorhanden sind	MHK_{90}-Wert [mg/L]					
Studienjahr	**2006/ 2007**	**2008**	**2009**	**2010**	**2011**	**2012**
	GIT	**GIT**	**GIT**	**GIT**	**GIT**	**GIT**
Apramycin	8	8	8	8	8	8
Cefotaxim	0,12	0,12	0,12	0,12	0,12	> 32
Cefquinom	0,06	0,06	0,25	0,12	0,06	> 32
Ceftiofur	0,5	0,5	0,5	0,5	0,5	> 64
Colistin	0,5	0,5	2	1	1	1
Doxycyclin	16	64	32	8	32	32
Enrofloxacin	0,06	0,5	0,25	0,25	16	> 16
Florfenicol	8	8	8	16	8	8
Nalidixinsäure	4	128	128	> 128	> 128	> 128
Spiramycin	> 128	> 128	> 128	> 128	> 128	> 128
Tulathromycin	16	16	16	16	16	–
Anzahl Isolate (N)	**96**	**38**	**25**	**27**	**21**	**18**

Für Ampicillin (GIT), Gentamicin (GIT und UGT) und Enrofloxacin (UGT) wurden die Isolate vom Hund einzeln dargestellt, da für diese Wirkstoffe ein eigener klinischer Grenzwert gemäß CLSI zur Verfügung steht. Insgesamt

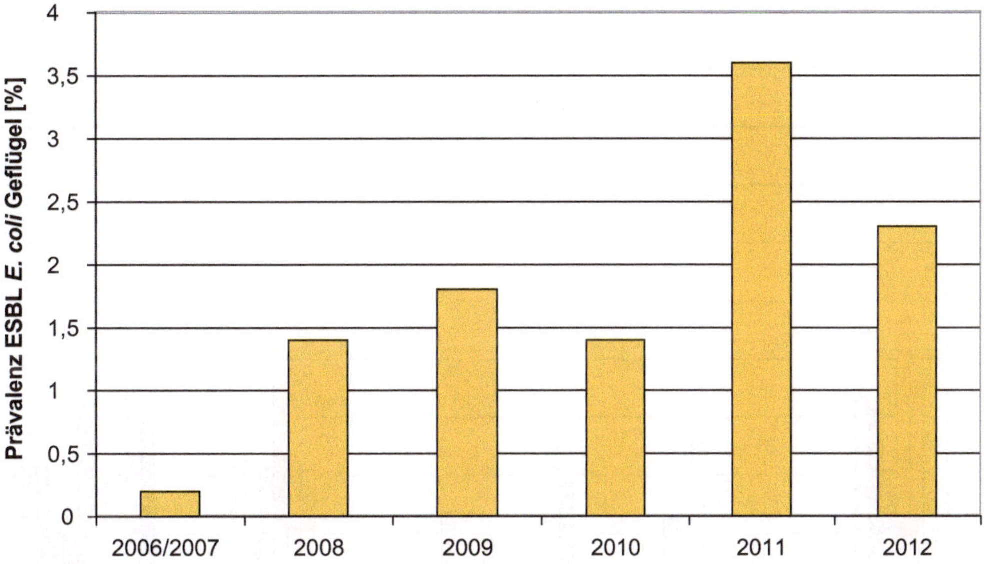

Abb. 13   Anteil phänotypisch ESBL-bildender *E. coli* bei Geflügel (2006 bis 2012)

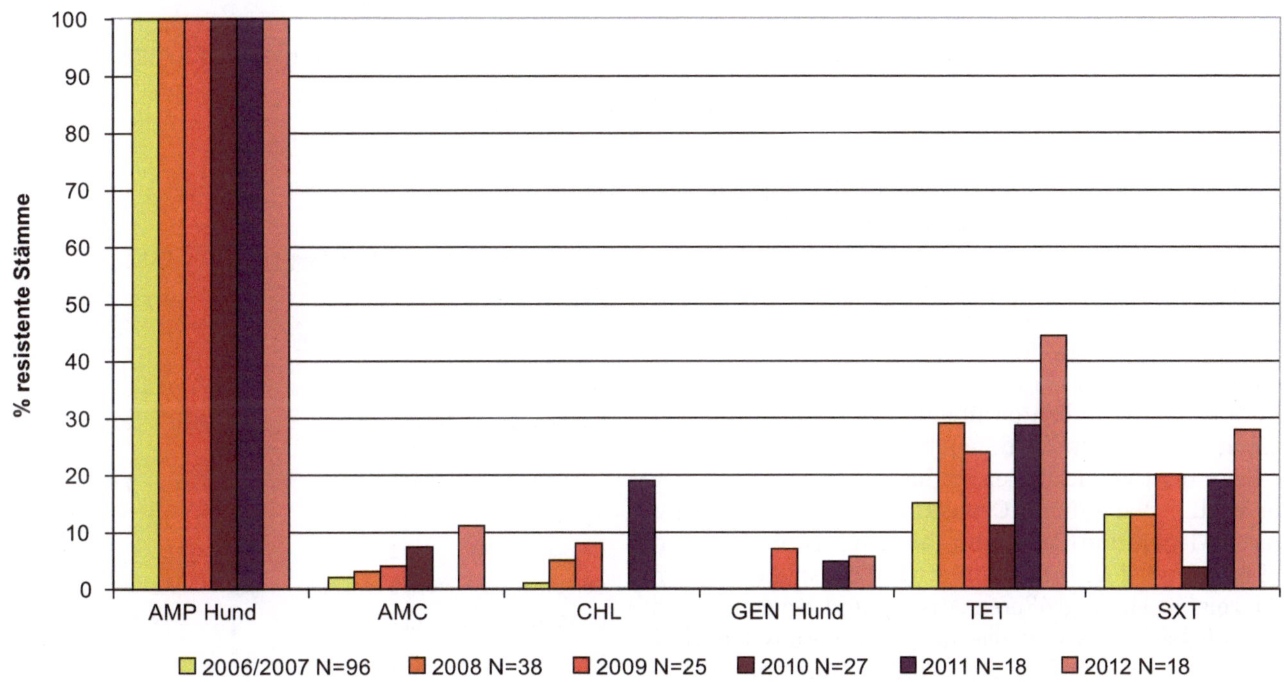

Abb. 14   Resistenzraten von *E. coli* beim Kleintier, Indikation: Infektionen des GIT (2006 bis 2012)

gesehen waren die Resistenzraten bei Infektionen des UGT ähnlich hoch im Vergleich zu denen des GIT. Im Unterschied dazu lagen in den Studienjahren zuvor die Resistenzraten von Infektionen des UGT über denjenigen des GIT. Gegenüber Ampicillin lagen die Resistenzraten für Ampicillin bei Infektionen des GIT (100 %) deutlich höher als bei den UGT-Isolaten (33 %). Hier ist anzumerken, dass der klinische Grenzwert für *E. coli* vom Hund bei Infektionen des GIT bei > 1 mg/L und bei Infektionen des UTI bei > 8 mg/L liegt. Die Resistenzraten gegenüber Trimethoprim/Sulfamethoxazol (28 % resp. 19 %), Tetracyclin (27 % resp. 44 %) und Chloramphenicol (19 %) lagen bei beiden Indikationen in vergleichbarer Höhe. Gegenüber der Kombination Amoxicillin/Clavulansäure zeigten die Isolate eine Resistenzrate von knapp 10 % (Abb. 14, Abb. 15).

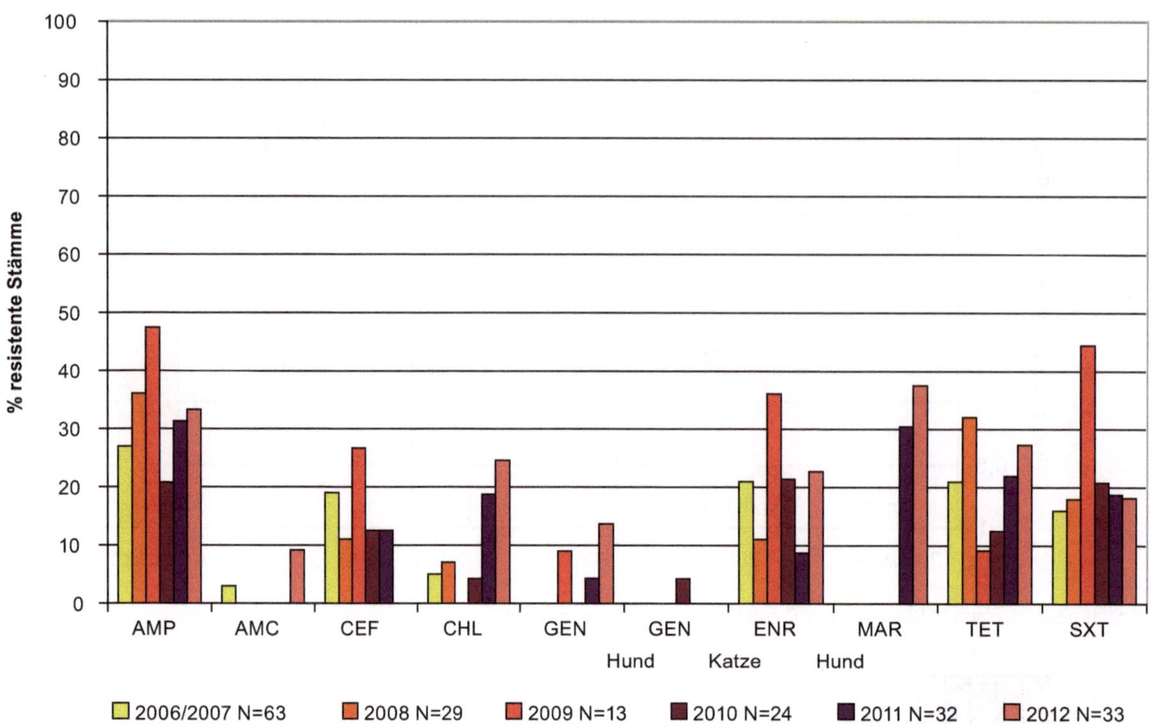

Abb. 15 Resistenzraten von *E. coli* beim Kleintier, Indikation: Infektionen des UGT (2006 bis 2012)

Für Enrofloxacin lassen sich ebenfalls deutliche Unterschiede feststellen. Bei Infektionen des GIT lag der MHK$_{90}$-Wert für Enrofloxacin bei > 16 mg/L (Tab. 23), bei Erkrankungen des UGT bei 0,25 mg/L (Tab. 24). Für den Hund existiert zudem ein klinischer Grenzwert für Enrofloxacin für Isolate aus dem UGT, hier ist von einer Resistenzrate von 23 % auszugehen (Abb. 15). Der Nalidixinsäurewert als Indikator für eine Einfachmutation liegt jedoch bei beiden Indikationen bei > 128 mg/L.

Bei einem Vergleich der Studienjahre fiel der Anstieg der MHK$_{90}$-Werte für die Cephalosporine der dritten bzw. vierten Generation (Cefotaxim, Cefquinom und Ceftiofur) bei Isolaten beider Indikationen auf. Die Isolate aus dem GIT zeigten einen größeren Anstieg und bewegten sich nun auf gleichem Niveau wie die Isolate, die aus dem UGT stammten. Es sind jedoch die niedrigen Isolatanzahlen zu beachten, die hier möglicherweise einen Bias der Daten hervorrufen.

Im Studienjahr 2012 konnten 7,7 % ESBL-bildende *E. coli* von Hunden detektiert werden. Insgesamt ist hier auch bei den Heimtieren ein Trend nach oben zu beobachten (Abb. 16). Von einer Behandlung mit Cephalosporinen und Fluorchinolonen sollte beim Kleintier bei den Indikationen „Infektionen des GIT bzw. UGT" nach Möglichkeit abgesehen werden. Falls diese notwendig sein sollte, sollte vorher eine Überprüfung der Empfindlichkeit durchgeführt werden.

Tab. 24 MHK$_{90}$-Daten von *E. coli* beim Kleintier, Indikation: Infektionen des UGT

Wirkstoffe, für die keine klinischen Grenzwerte vorhanden sind	MHK$_{90}$-Wert [mg/L]					
Studienjahr	2006/2007	2008	2009	2010	2011	2012
	UGT	UGT	UGT	UGT	UGT	UGT
Apramycin	16	8	4	8	8	8
Cefotaxim	0,12	0,25	4	0,12	0,12	8
Cefquinom	0,12	0,12	0,5	0,12	0,12	4
Ceftiofur	0,5	1	4	0,5	0,5	8
Colistin	0,5	0,5	0,5	1	1	1
Doxycyclin	16	64	32	64	32	32
Enrofloxacin	0,06*	>16*	>16*	16*	>16*	>16*
Florfenicol	16	16	16	8	8	8
Nalidixinsäure	> 128	> 128	> 128	> 128	> 128	> 128
Spiramycin	> 128	> 128	> 128	> 128	> 128	> 128
Tulathromycin	16	32	16	16	32	nicht getestet
Anzahl Isolate (N)	**63**	**28**	**21**	**23**	**32**	**33**

* nur Isolate von der Katze

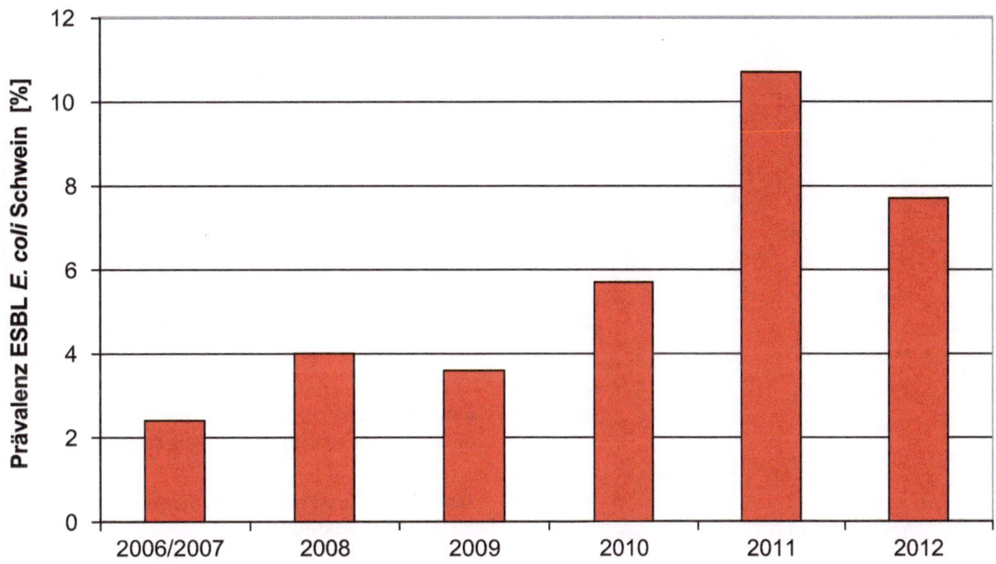

Abb. 16   Anteil phänotypisch ESBL-bildender *E. coli* beim Kleintier (2006 bis 2012)

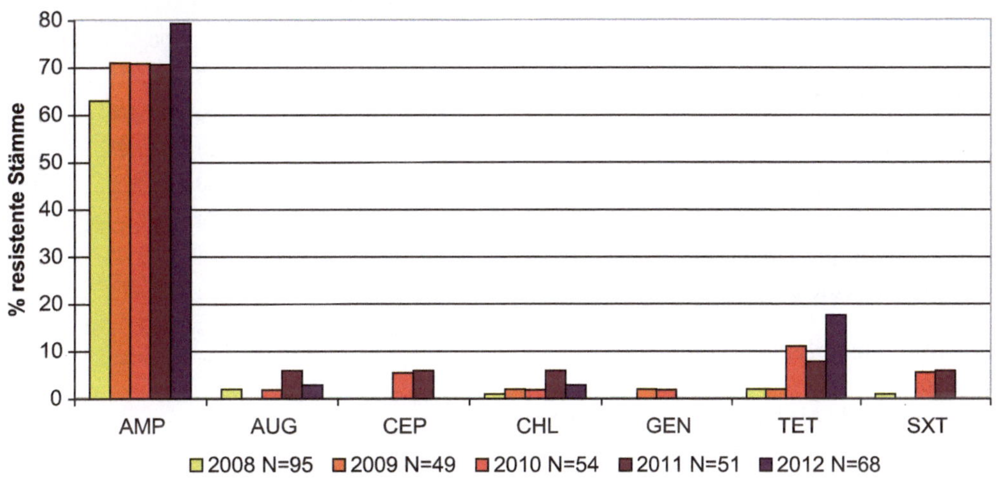

Abb. 17   Resistenzraten von *Klebsiella* spp. beim Milchrind, Indikation: Mastitis (2008 bis 2012)

3.2.6   *Klebsiella* spp.

3.2.6.1   *Klebsiella* spp. beim Milchrind

In der Studie 2012 kamen 68 *Klebsiella*-spp.-Isolate vom Milchrind mit Mastitis zur Untersuchung (Tab. 59).

Insgesamt stellte sich das Resistenzniveau günstig dar. Erwartungsgemäß wurden für Ampicillin eine hohe Resistenzrate und für Penicillin ein hoher MHK_{90}-Wert (80 % bzw. MHK_{90} > 32 mg/L) ermittelt, da *Klebsiella* spp. eine natürliche Resistenz gegenüber Amino- und Benzylpenicillinen besitzen. Bis auf Tetracyclin (18 % resistente Isolate) lagen die übrigen Resistenzraten unter 10 %

(Abb. 17). Die getesteten neueren Cephalosporine zeigten eine gleichbleibend gute Wirksamkeit. Es wurden hier wie auch für Enrofloxacin niedrige MHK_{90}-Werte ermittelt (Tab. 25).

Vergleicht man die Resistenzdaten von *Klebsiella* spp. aus der Indikation „Mastitis" beim Milchrind über die Jahre hinweg, ist eine günstige Resistenzsituation zu erkennen: Die MHK_{90}-Werte zeigten sich bislang sehr stabil (Tab. 25). In den Studienjahren 2011 und 2012 konnten erstmals phänotypisch ESBL-positive *Klebsiella*-Isolate spp. (7,6 % resp. 2,7 %) detektiert werden.

Tab. 25 MHK$_{90}$-Daten von *Klebsiella* spp. beim Milchrind, Indikation: Mastitis (2008 bis 2012)

Wirkstoffe, für die keine klinischen Grenzwerte vorhanden sind	MHK$_{90}$-Wert [mg/L]				
Studienjahr	2008	2009	2010	2011	2012
Apramycin	4	4	4	4	nicht getestet
Cefoperazon	2	2	2	1	nicht getestet
Cefotaxim	0,06	0,06	0,06	0,12	0,12
Cefquinom	0,06	0,06	0,06	0,06	0,06
Ceftiofur	0,5	0,5	0,5	0,5	0,5
Colistin	0,5	0,5	2	1	1
Doxycyclin	4	4	4	4	16
Enrofloxacin	0,06	0,12	0,12	0,06	0,06
Nalidixinsäure	4	4	4	4	4
Florfenicol	8	8	8	8	8
Anzahl Isolate (N)	95	49	51	51	68

3.2.7 *Mannheimia haemolytica*

3.2.7.1 *Mannheimia haemolytica* beim Rind

In der Studie 2012 wurden insgesamt 61 *M.-haemolytica*-Isolate (34 Isolate vom Kalb und vom Jungrind, 17 Isolate vom adulten Rind) eingesandt. Die Ergebnisse dieser Isolate gehen in die Berichterstattung 2013 ein.

3.2.7.2 *Mannheimia haemolytica* beim kleinen Wiederkäuer

In der Studie 2012 wurden 32 *M.-haemolytica*-Isolate vom kleinen Wiederkäuer mit respiratorischen Erkrankungen eingesandt. Die Ergebnisse dieser Isolate gehen in die Berichterstattung 2013 ein.

3.2.8 *Pasteurella multocida*

3.2.8.1 *Pasteurella multocida* beim Rind

In der Studie 2012 wurden 77 *P.-multocida*-Isolate vom Rind mit respiratorischen Erkrankungen untersucht (Tab. 60, Tab. 61). Davon entfielen 57 Isolate auf Jungrinder, 20 Isolate stammten von adulten Rindern.

Bei Atemwegsinfektionen der Rinder, hervorgerufen durch *P. multocida*, ist bei den meisten therapeutisch bedeutsamen Wirkstoffen mit einer guten bis sehr guten Wirksamkeit zu rechnen. Lediglich für Spectinomycin wurden bisher erhöhte Resistenzraten gefunden, dieser Wirkstoff wurde allerdings im Studienjahr 2012 nicht untersucht. Gegenüber den übrigen getesteten Wirkstoffen

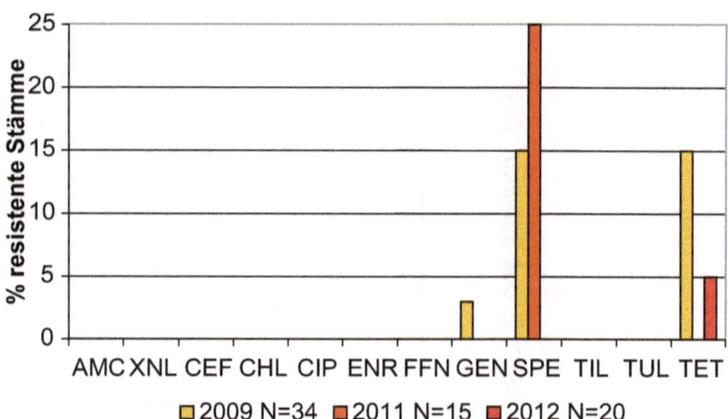

Abb. 18 Resistenzraten von *P. multocida* beim adultem Rind, Indikation: respiratorische Erkrankungen (2009 bis 2012)

Tab. 26 MHK$_{90}$-Daten von *P. multocida* beim Rind, Indikation: respiratorische Erkrankungen

Wirkstoffe, für die keine klinischen Grenzwerte vorhanden sind	MHK$_{90}$-Wert [mg/L]				
Studienjahr	2008	2009	2010	2011	2012
Ampicillin	0,25	0,5	0,5	1	0,25
Cefoperazon	0,06	0,06	1	0,06	0,015
Cefotaxim	0,015	0,015	0,03	0,015	0,015
Cefquinom	0,06	0,06	0,06	0,06	0,015
Colistin	4	4	4	4	2
Doxycyclin	1	2	1	1	0,5
Nalidixinsäure	4	2	2	4	4
Penicillin	0,25	0,25	0,25	0,5	0,25
Tiamulin	32	16	32	16	32
Trimethoprim	2	1	1	0,25	nicht getestet
Trimethoprim/ Sulfamethoxazol	0,5	0,25	0,25	0,25	0,25
Anzahl Isolate (N)	75	68	21	72	77

lagen die Resistenzen bei maximal 5 % (Abb. 18). Dies gilt auch für Tetracyclin, dessen Resistenzrate 2011 noch bei 16 % lag (Abb. 19).

Für Enrofloxacin konnten weder beim Kalb noch beim adulten Rind im Jahr 2012 resistente Isolate detektiert werden; der MHK$_{90}$-Wert für Nalidixinsäure lag für alle Produktionsstufen bei 4 mg/L (Tab. 26).

Die MHK$_{90}$-Werte anderer, therapeutisch relevanter Wirkstoffe, für die keine Grenzwerte zur Verfügung stehen, lagen im unteren Bereich und deuteten somit auf eine gute Wirksamkeit hin. Bei einem Vergleich der Studienjahre sind kaum Änderungen in der Resistenzlage zu erkennen.

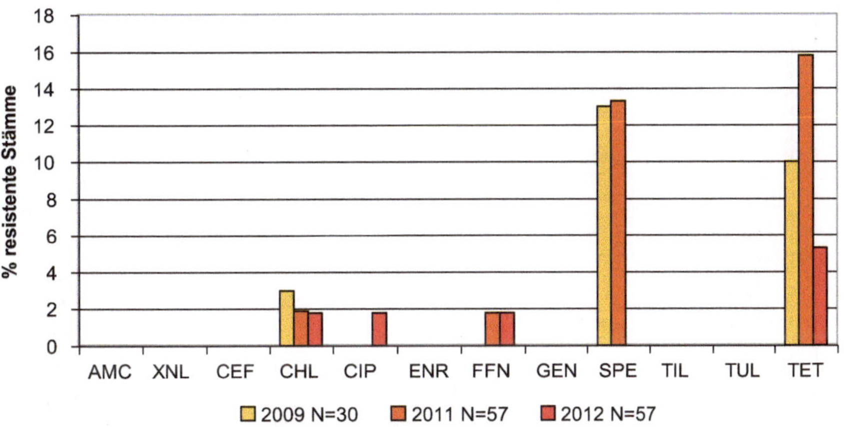

Abb. 19 Resistenzraten von *P. multocida* beim Jungrind, Indikation: respiratorische Erkrankungen (2009 bis 2012)

3.2.8.2 *Pasteurella multocida* beim Kleintier

In der Studie 2012 wurden 18 *Pasteurella-multocida*-Isolate von der Katze mit respiratorischen Erkrankungen untersucht (Tab. 62). Vergleichswerte können nur aus der Studie 2010 angeführt werden, da in der Studie 2011 nur Isolate von Hunden untersucht wurden. Für die Wirkstoffe Amoxicillin/Clavulansäure, Cephalothin, Chloramphenicol und Gentamicin wurden keine resistenten Isolate ermittelt, daher erfolgte hier auch keine grafische Darstellung. Resistente Isolate wurden nur gegenüber Sulfamethoxazol als Monosubstanz (56 %) detektiert.

Die MHK$_{90}$-Werte (Tab. 27) zeigten sich beim Vergleich der Studienjahre stabil, es sind nur leichte Schwankungen abzulesen.

3.2.8.3 *Pasteurella multocida* beim kleinen Wiederkäuer

Auf eine Auswertung der MHK-Daten der *P.-multocida*-Isolate wurde verzichtet. Die Anzahl der eingesandten Isolate von Schaf und Ziege (2012 N = 3) war zu gering für eine aussagekräftige Bewertung der Daten.

3.2.9 *Salmonella* spp.

3.2.9.1 *Salmonella enterica* spp. *enterica* beim Kleintier

In der Studie 2012 wurden nunmehr zum zweiten Mal *S.-enterica*-spp.-*enterica*-Isolate vom Kleintier mit der Indikation Gastritis/Enteritis untersucht (Tab. 63). Es stammten hierbei 7 Isolate von der Katze, 18 Isolate vom Hund.

Tab. 27 MHK$_{90}$-Daten von *P. multocida* bei der Katze, Indikation: respiratorische Erkrankungen

Wirkstoffe, für die keine klinischen Grenzwerte vorhanden sind	MHK$_{90}$-Wert [mg/L]	
Studienjahr	2010	2012
Ampicillin	0,5	1
Cefoperazon	0,006	0,12
Cefotaxim	0,015	0,03
Cefquinom	0,06	0,12
Colistin	4	4
Doxycyclin	0,5	0,25
Nalidixinsäure	2	4
Penicillin	0,25	0,25
Tiamulin	32	32
Tetracyclin	1	1
Trimethoprim/Sulfamethoxazol	0,12	0,12
Anzahl Isolate (N)	**66**	**18**

Tab. 28 MHK$_{90}$-Werte von *Salmonella* spp. beim Kleintier, Indikation: Enteritis

Wirkstoffe, für die keine klinischen Grenzwerte vorhanden sind	MHK$_{90}$-Wert [mg/L]	
Studienjahr	2011	2012
Apramycin	2	nicht getestet
Cefotaxim	0,12	0,12
Cefquinom	0,12	0,12
Ceftiofur	0,5	1
Colistin	4	2
Doxycyclin	64	64
Enrofloxacin	0,12	0,12
Florfenicol	8	8
Nalidixinsäure	8	8
Spiramycin	> 256	> 256
Tulathromycin	16	nicht getestet
Anzahl Isolate (N)	**35**	**25**

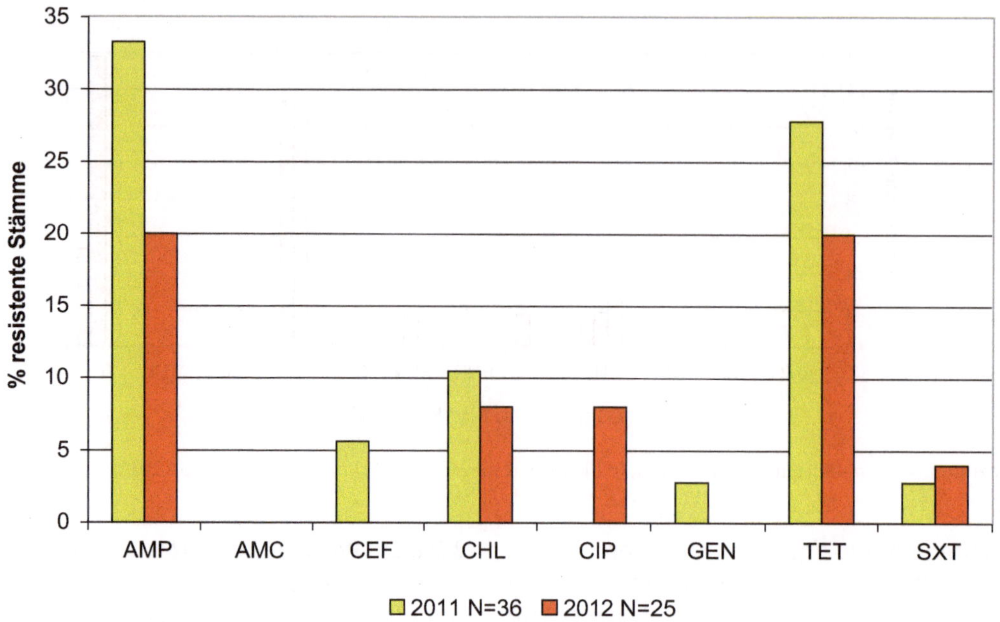

Abb. 20 Resistenzraten von *Salmonella* spp. beim Kleintier, Indikation: Enteritis (2011 bis 2012)

Die höchsten Resistenzraten wurden 2012 gegenüber Ampicillin (20 %) und Tetracyclin (20 %) ermittelt, die übrigen Wirkstoffe lagen unter 10 % (Abb. 20). Die neueren Cephalosporine, Enrofloxacin und Gentamicin zeigten in vivo eine gute Wirksamkeit (niedrige MHK$_{90}$-Werte bzw. niedrige Resistenzraten, Tab. 28).

3.2.10 *Staphylococcus aureus*

3.2.10.1 *Staphylococcus aureus* beim Schwein
Im Studienjahr 2011 wurden insgesamt 16 *S.-aureus*-Isolate vom Schwein mit unterschiedlichen Erkrankungen eingesandt. Diese Ergebnisse werden im nächsten Bericht dokumentiert.

3.2.10.2 *Staphylococcus aureus* bei Nutzgeflügel
Im Studienjahr 2011 wurden 43 *S.-aureus*-Isolate von Nutzgeflügel aus unterschiedlichen Indikationen untersucht (Tab. 64). Aufgrund der niedrigen Anzahl an eingesendeten Isolaten wurden die einzelnen Produktionsstufen nicht getrennt bewertet. Die hier ermittelten Resistenzraten können also lediglich Hinweise auf das aktuelle Resistenzgeschehen geben.

Die höchsten Resistenzraten wurden für Penicilline (Penicillin G 53 %, Ampicillin 49 %) sowie für Tetracyclin (51 %) und Erythromycin (44 %) beobachtet. Die übrigen Wirkstoffe, die nach CLSI-Kriterien bewertet werden konnten, lagen mit ihren Resistenzraten unter 10 %, eine Ausnahme war der Wirkstoff Oxacillin mit 14 % resis-

Tab. 29 MHK$_{90}$-Werte von *S. aureus* bei Nutzgeflügel, verschiedene Indikationen

Wirkstoffe, für die keine klinischen Grenzwerte vorhanden sind	MHK$_{90}$-Wert [mg/L]			
Studienjahr	2008	2009	2010	2011
Cefoperazon	8	8	16	8
Cefotaxim	4	8	16	8
Cefquinom	1	2	2	2
Ceftiofur	2	8	8	2
Clindamycin	> 64	> 64	> 64	> 64
Enrofloxacin	1	4	4	2
Pirlimycin	> 64	> 64	> 64	> 64
Tilmicosin	> 128	> 128	> 128	> 128
Tulathromycin	> 64	> 64	> 64	> 64
Tylosin	> 128	> 128	> 128	> 128
Anzahl Isolate (N)	66	27	34	43

tenten Isolaten. Für Quinupristin/Dalfopristin wurde zur Bewertung der humanmedizinische EUCAST-Grenzwert herangezogen, hier lag die Resistenzrate bei 28 %. Vancomycinresistente Isolate wurden auch in den vergangenen Studienjahren nicht isoliert (Abb. 21).

Im Vergleich zu den vorangegangenen Studienjahren konnte für die Wirkstoffe mit hohen Resistenzraten ein Rückgang des Resistenzniveaus von bis zu 30 % verzeichnet werden. Gleichbleibend oder leicht rückläufig waren auch die MHK$_{90}$-Werte (Tab. 29) für die Ce-

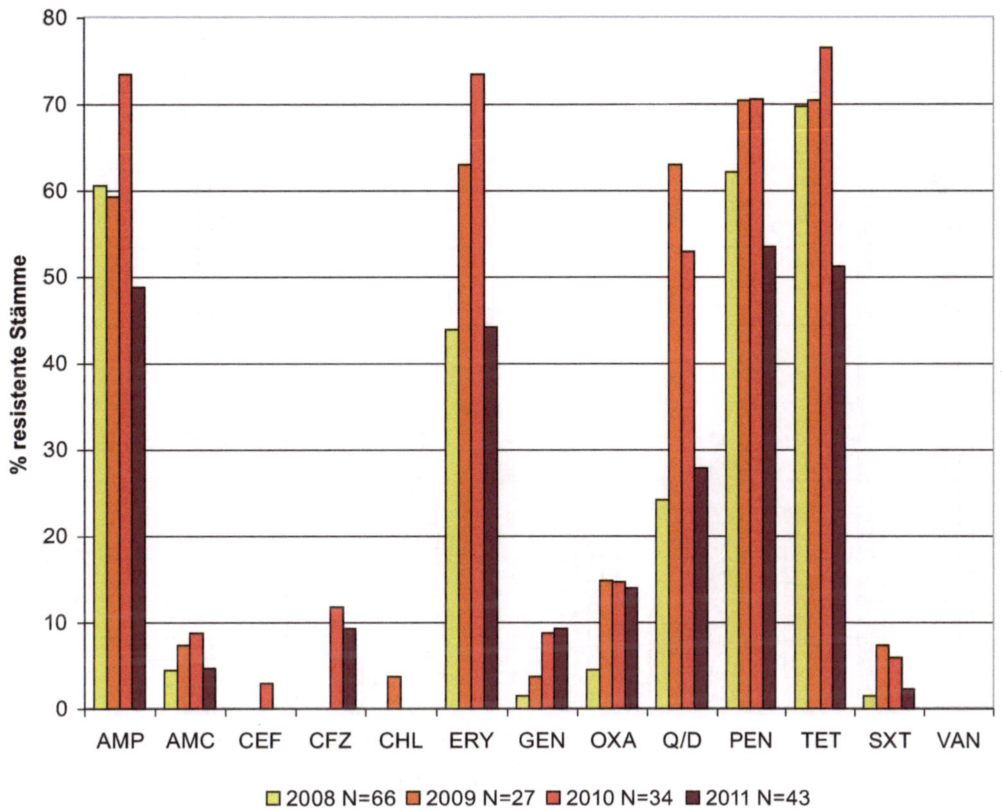

Abb. 21 Resistenzraten von *S. aureus* bei Nutzgeflügel, verschiedene Indikationen (2008 bis 2011)

phalosporine und Enrofloxacin. Aufgrund der geringen Anzahl eingesandter Isolate sind allerdings valide Aussagen zu Veränderungen im Resistenzverhalten kaum möglich.

3.2.10.3 *Staphylococcus aureus* beim Kleintier

In der Studie 2011 wurden 25 Isolate vom Hund aus der Indikation „Infektionen der Haut" untersucht (Tab. 65).

Hohe Resistenzraten wurden für Ampicillin, Penicillin (jeweils 84 %), Amoxicillin/Clavulansäure (68 %), Oxacillin (56 %) und Erythromycin (40 %) gefunden. Die Resistenzrate von Tetracyclin lag bei 24 %, für Cephalothin bei 26 % und für Cefazolin bei 36 %. Eine Resistenzrate von unter 10 % wurde lediglich gegenüber der Kombination Trimethoprim/Sulfamethoxazol (8 %) und Chloramphenicol (4 %) ermittelt. Vancomycin- und Quinupristin/Dalfopristin-resistente Isolate wurden nicht detektiert (Abb. 22).

Hohe MHK$_{90}$-Werte (Tab. 30) wurden beim Hund für die neueren Cephalosporine ermittelt. Hier ist von einer verminderten Wirksamkeit auszugehen.

Über diese Studienjahre hinweg betrachtet war bei den Kleintieren ein Anstieg der Resistenzraten und der MHK$_{90}$-Werte zu beobachten. Zu beachten ist, dass für

Cefazolin laut CLSI neue Grenzwerte gelten, sodass auch die Daten für die vorangegangenen Studienjahre neu nach diesen Grenzwerten bewertet wurden.

Tab. 30 MHK$_{90}$-Werte von *S. aureus* beim Hund, Indikation: Infektionen der Haut

Wirkstoffe, für die keine klinischen Grenzwerte vorhanden sind	MHK$_{90}$-Wert [mg/L]				
Studienjahr	2006/2007	2008	2009	2010	2011
Cefoperazon	2	32	16	> 32	> 32
Cefotaxim	2	16	16	> 32	> 32
Cefquinom	1	8	2	16	16
Ceftiofur	1	16	2	64	> 64
Pirlimycin	16	> 64	> 128	> 64	> 64
Spiramycin	> 128	> 128	> 128	> 128	> 128
Tilmicosin	> 128	> 128	> 128	> 128	> 128
Tulathromycin	> 64	> 64	> 64	> 64	> 64
Tylosin	> 128	> 128	> 128	> 128	> 128
Anzahl Isolate (N)	**35**	**75**	**55**	**54**	**25**

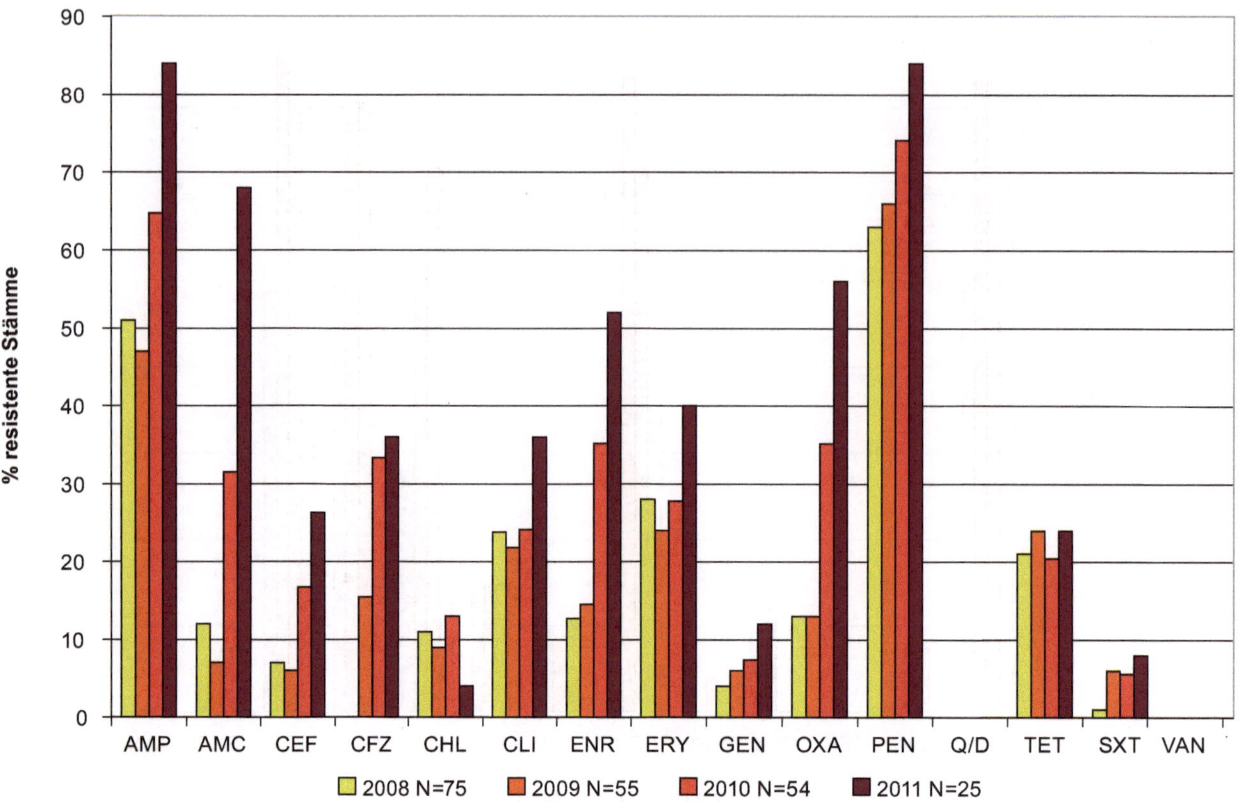

Abb. 22   Resistenzraten von *S. aureus* beim Hund, Indikation: Infektionen der Haut (2008 bis 2011)

Die Resistenzlage stellte sich bei Erregern von Hauterkrankungen des Hundes eher ungünstig dar, sodass eine Resistenztestung vor jedem Behandlungsbeginn durchgeführt werden sollte. Es ist auch hier zu beachten, dass aufgrund der geringen Anzahl der untersuchten Isolate valide Aussagen zu Veränderungen im Resistenzverhalten kaum möglich waren.

3.2.10.4   *Staphylococcus aureus* beim Pferd

In der Studie 2011 wurden 33 *S.-aureus*-Isolate vom Pferd aus verschiedenen Indikationen untersucht (Tab. 66). Die höchsten Resistenzraten wurden für Penicillin (56 %) und Ampicillin (53 %) ermittelt. Die Resistenzraten für Amoxicillin/Clavulansäure, Cefazolin, Gentamicin und Oxacillin lagen bei 32 % bis 34 %. Für Erythromycin, Chloramphenicol und Trimethoprim/Sulfamethoxazol wurden Resistenzraten von unter 10 % detektiert. Es wurden keine resistenten Isolate für die Kombination Quinupristin/Dalfopristin und Vancomycin gefunden (Abb. 23). Im Vergleich zu den Vorjahresstudien zeigten sich zum Teil deutliche Anstiege der Resistenzraten (β-Lactam-Antibiotika, Gentamicin, Tetracyclin). Zu beachten ist, dass für Cefazolin neue Grenzwerte laut CLSI gelten, sodass die Daten für die vorangegangenen Studienjahre neu nach diesen Grenzwerten bewertet wurden.

Tab. 31   MHK$_{90}$-Werte von *S. aureus* beim Pferd, verschiedene Indikationen

Wirkstoffe, für die keine klinischen Grenzwerte vorhanden sind	MHK$_{90}$-Wert [mg/L]			
Studienjahr	**2008**	**2009**	**2010**	**2011**
Cefoperazon	4	4	16	> 32
Cefotaxim	4	2	8	> 32
Cefquinom	1	1	2	4
Ceftiofur	2	1	8	16
Clindamycin	0,12	0,25	0,25	0,25
Enrofloxacin	0,25	1	0,25	8
Pirlimycin	0,5	1	1	1
Tilmicosin	2	2	2	2
Tulathromycin	16	16	8	8
Tylosin	2	2	2	2
Anzahl Isolate (N)	**23**	**44**	**39**	**32**

Die MHK$_{90}$-Daten (Tab. 31) für Isolate vom Pferd zeigten für die Cephalosporine (bis > 32 mg/L) und Enrofloxacin (8 mg/L) 2011 hohe Werte, die auf eine eingeschränkte therapeutische Wirksamkeit hindeuten.

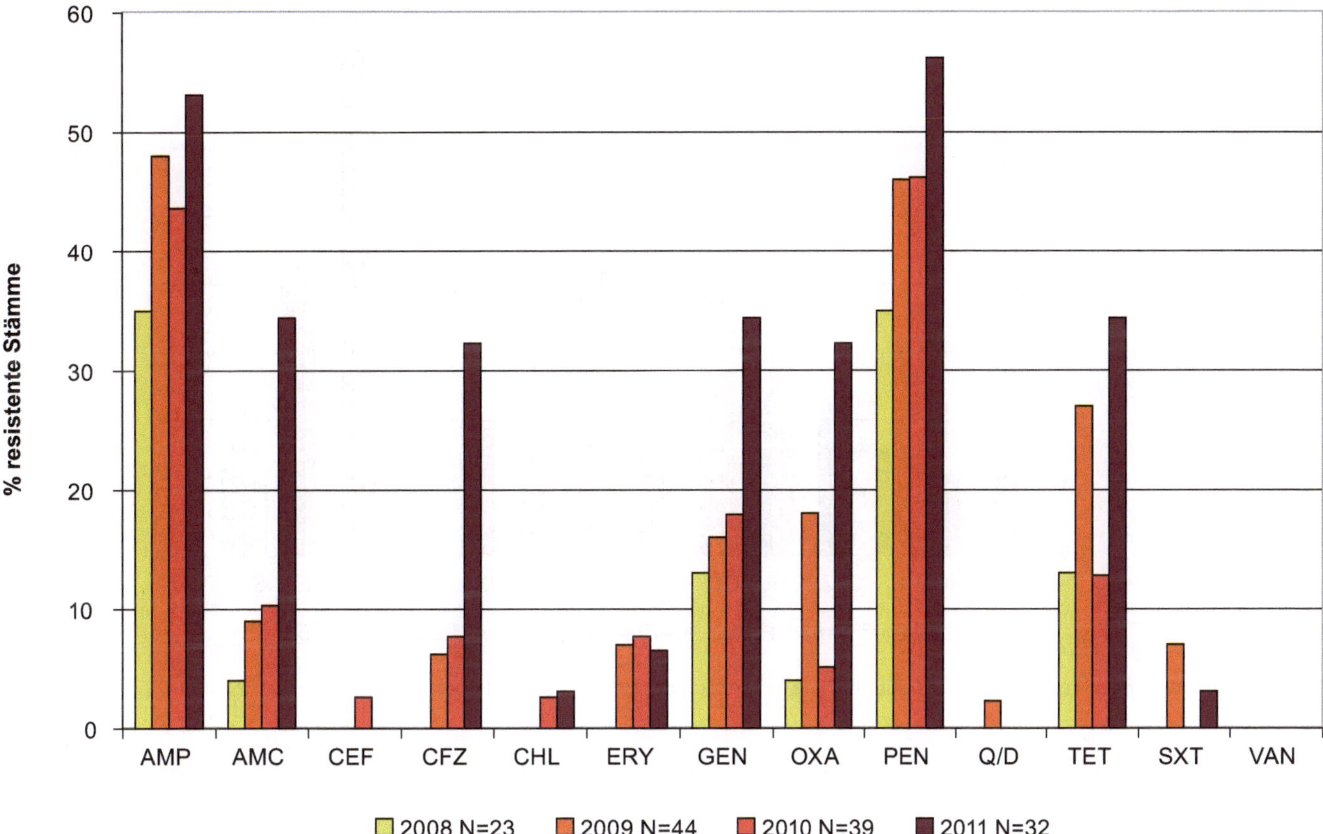

Abb. 23   Resistenzraten von *S. aureus* beim Pferd, verschiedene Indikationen (2008 bis 2011)

Die MHK$_{90}$-Werte der neueren Cephalosporine und von Enrofloxacin stiegen im Verlauf der Jahre an. Insgesamt stellte sich die Resistenzsituation im Vergleich zu den Vorjahren etwas ungünstiger dar, sodass einer Behandlung in jedem Falle eine Resistenztestung vorausgehen sollte. Allerdings ist auch hier zu beachten, dass aufgrund der geringen Anzahl der untersuchten Isolate valide Aussagen zu Veränderungen im Resistenzverhalten kaum möglich waren.

3.2.11   *Staphylococcus (pseud)intermedius*

In der Studie 2011 wurden 54 *S.-(pseud)intermedius*-Isolate aus der Indikation „Infektionen der Haut" vom Hund untersucht (Tab. 67).

Die höchsten Resistenzraten wurden für die Wirkstoffe Penicillin (76 %) und Ampicillin (70 %) ermittelt. Erhöhte Resistenzraten im Bereich von 13 % bis 24 % zeigten auch die übrigen Wirkstoffe, mit Ausnahme von Vancomycin und Quinupristin/Dalfopristin (jeweils 0 %) (Abb. 24).

Die MHK-Daten zeigten für die Cephalosporine der neueren Generation sehr hohe MHK$_{90}$-Werte (16 mg/L

Tab. 32   MHK$_{90}$-Werte von *S. (pseud)intermedius* beim Hund, Indikation: Infektionen der Haut

Wirkstoffe, für die keine klinischen Grenzwerte vorhanden sind	MHK$_{90}$-Wert [mg/L]			
Studienjahr	**2008**	**2009**	**2010**	**2011**
Cefoperazon	0,5	> 32	32	> 32
Cefotaxim	0,5	> 32	> 32	> 32
Cefquinom	0,5	16	16	16
Ceftiofur	0,25	> 64	64	> 64
Spiramycin	> 128	> 128	> 128	> 128
Tilmicosin	> 128	> 128	> 128	> 128
Tulathromycin	> 64	> 64	> 64	> 64
Tylosin	> 128	> 128	> 128	> 128
Anzahl Isolate (N)	**85**	**198**	**399**	**54**

bis > 64 mg/L), sodass für *S.-(pseud)intermedius*-Isolate bei diesen Wirkstoffen mit einer eingeschränkten Wirksamkeit gerechnet werden muss.

Der Vergleich zur Vorjahresstudie zeigte für Chloramphenicol, Clindamycin, Enrofloxacin, Erythromy-

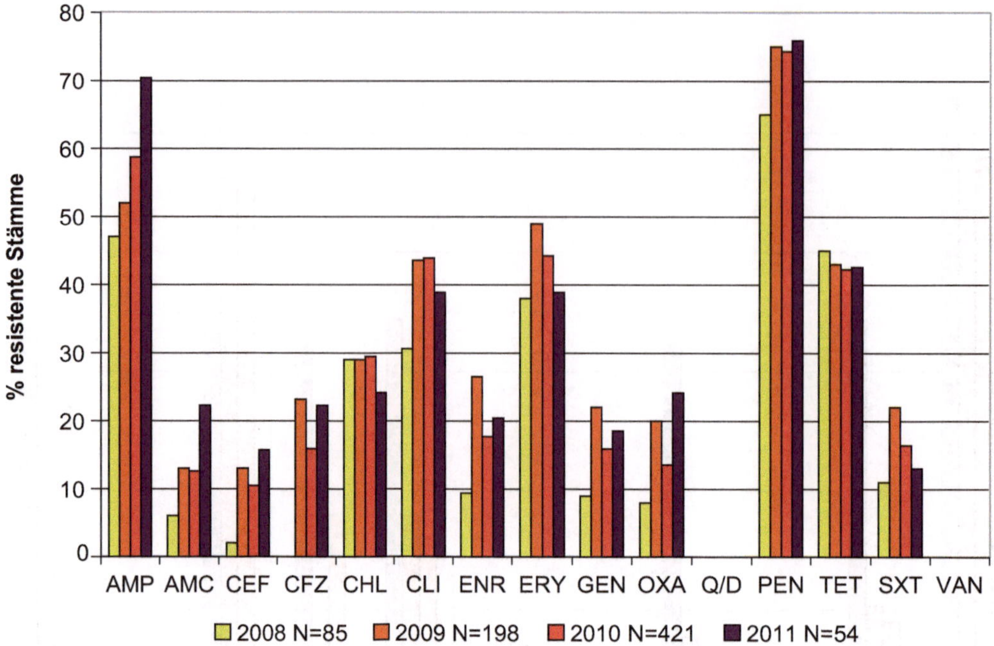

Abb. 24 Resistenzraten von *S. (pseud)intermedius* beim Hund, Indikation: Infektionen der Haut (2008 bis 2011)

cin, Gentamicin und Trimethoprim/Sulfamethoxazol ein leichtes Absinken des Resistenzniveaus. Für die β-Lactam-Antibiotika hingegen konnte ein leichter Anstieg der Resistenzraten verzeichnet werden, wobei vor allem für Ampicillin seit 2008 ein kontinuierlicher Anstieg der Resistenzrate festgestellt werden konnte. Zu beachten ist, dass für Cefazolin neue Grenzwerte laut CLSI gelten, sodass auch die Daten für die vorangegangenen Studienjahre nach diesen Grenzwerten bewertet wurden. Vor allem Oxacillin- bzw. Methicillin-resistente *S.-(pseud)intermedius*-Isolate (MRSI bzw. MRSP) wiesen zu einem großen Teil Mehrfachresistenzen, z. B. gegenüber Chloramphenicol, Enrofloxacin, Erythromycin, Gentamicin, Trimethoprim/Sulfamethoxazol und Tetracyclin, auf. Bislang konnte jedoch keine Vancomycin-Resistenz nachgewiesen werden. Ein Resistenztest sollte daher vor jedem Behandlungsbeginn durchgeführt werden.

3.2.12 *Staphylococcus hyicus* beim Schwein

In der Studie 2011 wurden 37 *S.-hyicus*-Isolate vom Schwein untersucht (Tab. 68). Die Isolate stammten von Infektionen verschiedener Organsysteme (Infektionen der äußeren Haut und des Bewegungsapparates, Erkrankungen des Urogenitaltraktes, Atemwegserkrankungen). Auf eine Auswertung der unterschiedlichen Produktions-

stufen wurde aufgrund der geringen Isolatanzahlen verzichtet.

Die höchsten Resistenzraten wurden gegenüber Penicillin (60 %), Ampicillin (57 %) und Tetracyclin (41 %) ermittelt. Außerdem wurden 19 % Erythromycin-resistente Isolate detektiert. Für die übrigen Wirkstoffe lagen die Resistenzraten entweder unter 10 % (Chloram-

Tab. 33 MHK_{90}-Wert von *S. hyicus* beim Schwein, verschiedene Indikationen

Wirkstoffe, für die keine klinischen Grenzwerte vorhanden sind	MHK_{90}-Wert [mg/L]		
Studienjahr	**2009**	**2010**	**2011**
Cefoperazon	2	2	2
Cefotaxim	2	2	2
Cefquinom	1	1	1
Ceftiofur	1	1	1
Clindamycin	> 64	> 64	> 64
Enrofloxacin	8	8	8
Marbofloxacin	nicht getestet	nicht getestet	8
Oxacillin	0,5	0,5	0,5
Pirlimycin	> 64	> 64	> 64
Tilmicosin	> 128	> 128	> 128
Tulathromycin	> 64	> 64	> 64
Tylosin	> 128	> 128	> 128
Anzahl Isolate (N)	**54**	**19**	**37**

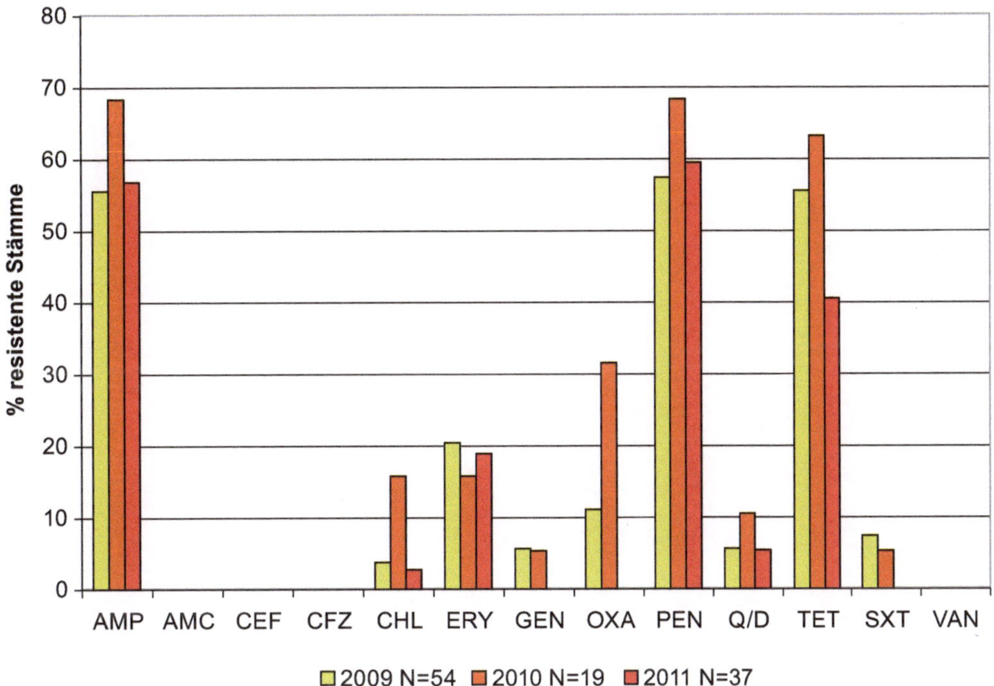

Abb. 25   Resistenzraten von *S. hyicus* beim Schwein, verschiedene Indikationen (2009 bis 2011)

phenicol, Quinupristin/Dalfopristin) oder es konnten keine resistenten Isolate gefunden werden (Amoxicillin/Clavulansäure, Cefazolin, Gentamicin, Trimethoprim/Sulfamethoxazol, Vancomycin) (Abb. 25).

Gegenüber den neueren Cephalosporinen wurden relativ niedrige MHK_{90}-Werte (Cefotaxim, Cefoperazon 2 mg/L; Cefquinom, Ceftiofur 1 mg/L, Tab. 33) ermittelt, sodass von einer guten Wirksamkeit ausgegangen werden kann. Bei Enrofloxacin (MHK_{90}-Wert: 8 mg/L) muss hingegen mit einer verminderten Wirksamkeit gerechnet werden.

Im Vergleich zu den vorangegangenen Studienjahren zeigte sich mit Ausnahme von Erythromycin bei den getesteten Wirkstoffen ein leichter Rückgang der Resistenzraten. Bei den MHK_{90}-Werten zeigten sich keine Veränderungen.

Die vorliegenden Resistenzdaten basieren auf Ergebnissen des Nationalen Resistenzmonitorings tierpathogener Erreger (*GERM*-Vet), das auf Grundlage von § 77 Abs. 3 AMG vom Bundesamt für Verbraucherschutz und Lebensmittelsicherheit durchgeführt wird. Das *GERM*-Vet-Monitoringprogramm untersucht deutschlandweit das Resistenzverhalten tierpathogener Bakterien, die von erkrankten Tieren stammen. Seit dem Studienjahr 2006/2007 werden auch Isolate von Hobbytieren untersucht.

Eine Beurteilung der Resistenzsituation erfolgte nach den aktuellen klinischen Grenzwerten des CLSI. Wo dies nicht möglich war, wurden die MHK_{90}-Werte beurteilt. Die Darstellung, Analyse und Bewertung der Daten erfolgte differenziert nach Tierarten, Bakterienspezies und Organsystemen.

Actinobacillus pleuropneumoniae

Die Resistenzraten sowie die MHK_{90}-Werte für fast alle untersuchten Wirkstoffe zeigten mit Ausnahme des zur Therapie von Atemwegsinfektionen beim Schwein zugelassenen Tulathromycins eine gute Wirksamkeit. Seit mehreren Studienjahren liegt das Resistenzniveau bis auf sehr wenige Ausnahmen auf fast gleichem Niveau. Beim Wirkstoff Tetracyclin setzte sich das ansteigende Resistenzniveau fort, bezog man hier die hohe Anzahl intermediär resistenter Isolate mit ein.

Bordetella bronchiseptica

B.-bronchiseptica-Stämme isoliert aus respiratorischen Erkrankungen von Schweinen zeigten häufig Unempfindlichkeiten gegenüber vielen β-Lactam-Antibiotika. Ausnahme war die Kombination Amoxicillin/Clavulansäure sowie außerdem das Aminoglycosid Gentamicin. Insbesondere vor der Anwendung von Florfenicol sollte eine Resistenztestung durchgeführt werden. Es konnte eine große Anzahl (88 %) intermediär resistenter Isolate gegenüber dem Wirkstoff Florfenicol detektiert werden. Mit dem neu eingeführten Grenzwert für Ampicillin wurden alle bisher untersuchten *B.-bronchiseptica*-Isolate als resistent bewertet.

Enterococcus spp.

E.-faecalis- und *E.-faecium*-Stämme zeigten mit Ausnahme ihrer intrinsischen Resistenz gegenüber den Cephalosporinen Resistenzraten von max. 25 %. Vancomycinresistente Stämme wurden nicht gefunden. Es wurden einige Gentamicin-resistente Isolate identifiziert, jedoch lagen diese ausnahmslos im Low-Level-Bereich bei maximal 64 mg/L.

Escherichia coli

Die Resistenzraten von *E. coli* beim Kleintier waren wesentlich geringer als diejenigen bei den Lebensmittel liefernden Tieren. Allerdings wurden auch im Kleintierbereich hohe Resistenzraten bzw. MHK_{90}-Werte für Ampicillin, Tetracyclin und Enrofloxacin bzw. Marbofloxacin detektiert.

Für die Nutztiere lagen die Resistenzraten von Ampicillin, Tetracyclin und Trimethoprim/Sulfamethoxazol zwischen 50 % und 80 %, wobei die Raten für das Nutzgeflügel niedriger waren als bei Kalb und Schwein (Indikation: Enteritis).

Bei Geflügel zeigten die Isolate von Puten die höchsten Resistenzraten, gefolgt von Masthahn und Legehenne. Bei den Puten-Isolaten fanden sich zudem mit 8 mg/L erhöhte MHK_{90}-Werte beim Wirkstoff Colistin.

Für Isolate vom Kalb lagen die MHK_{90}-Werte bei den Cephalosporinen der neueren Generationen sowie für Enrofloxacin in deutlich höheren Bereichen als die Isolate vom Schwein. Diesen Trend sah man durch den Anteil phänotypisch ESBL-positiver *E. coli* bestätigt, die für das Kalb (20 %) im Vergleich zu Schwein (7,7 %) und Geflügel (2,3 %) wesentlich höher lagen.

Berichte zur Resistenzmonitoringstudie 2011/2012, DOI 10.1007/978-3-319-14866-3_4,
© Bundesamt für Verbraucherschutz und Lebensmittelsicherheit (BVL) 2015

Im Gegensatz zu den Kälber-Isolaten zeigten die Bakterien-Isolate von Schweinen noch eine gute Empfindlichkeit gegenüber den Cephalosporinen. Bemerkenswert war jedoch hier der MHK_{90}-Wert von 8 mg/L gegenüber Colistin.

Die Resistenzlage für Isolate aus der Indikation „Mastitis" zeigte sich günstig, wobei jedoch die Cephalosporine einen Anstieg der MHK_{90}-Werte von 0,12 auf 8 mg/L innerhalb eines Zeitraums von 2 Jahren aufwiesen.

Klebsiella spp.

Die Resistenzsituation für *Klebsiella* spp. von Milchkühen zeigte sich weiterhin günstig. Es konnten jedoch erstmals auch hier vereinzelt phänotypisch ESBL-positive *Klebsiella* spp. detektiert werden.

Pasteurella multocida

Für *P. multocida* vom Rind und vom Schwein mit respiratorischen Erkrankungen stellte sich die Resistenzlage als günstig dar. Auch beim Kleintier kann mit einer günstigen Resistenzsituation gerechnet werden.

Salmonella enterica spp. *enterica*

Insgesamt wurden bei Isolaten von Kleintieren niedrige Resistenzraten von bis zu 20 % (Ampicillin, Tetracyclin) und niedrige MHK_{90}-Werte insbesondere bei den Cephalosporinen (bis 1 mg/L) und Enrofloxacin (0,12 mg/L) ermittelt.

Staphylococcus aureus

Die höchsten Resistenzraten bzw. Werte beim Geflügel waren gegenüber den Wirkstoffen Ampicillin, Erythromycin, Penicillin und Tetracyclin (45 % – 55 %) und bei den MHK_{90}-Werten der neueren Cephalosporine zu verzeichnen. Bis zu 14 % Oxacillin-resistente Isolate fanden sich ebenfalls in der Studie 2011, wobei diese Rate nunmehr über 3 Jahre stagniert bzw. leicht rückläufig ist.

Für die Tierart Pferd waren insbesondere gegenüber den Penicillinen hohe Resistenzraten bis zu 56 % zu verzeichnen. Es konnten zudem 32 % Oxacillin-resistente Isolate detektiert werden.

Beim Kleintier wurden insbesondere gegenüber den β-Lactam-Antibiotika (bis zu 84 %), neben hohen MHK_{90}-Werten (16 mg/L bis > 64 mg/L), und dem Fluorchinolon Enrofloxacin (52 % resistente Isolate) hohe Resistenzraten beobachtet. Insbesondere die Rate der Oxacillinresistenz stieg auf 55 % (Vorjahr 35 %) an.

Staphylococcus (pseud)intermedius

Hohe Resistenzraten bzw. MHK_{90}-Werte zeigten *S.-(pseud)intermedius*-Isolate vom Hund insbesondere gegenüber den β-Lactam-Antibiotika (bis zu 70 %), einschließlich der neueren Cephalosporine sowie gegenüber Enrofloxacin, Gentamicin und Oxacillin (jeweils ca. 20 % resistente Isolate), sodass hier vor jeder Behandlung eine Resistenztestung erfolgen sollte.

Staphylococcus hyicus

Für die Tierart Schwein stellte sich die Resistenzsituation für *S. hyicus* verglichen mit *S. aureus* als generell günstiger dar. Die höchsten Resistenzraten wurden bei den Wirkstoffen Ampicillin, Penicillin und Tetracyclin (40 % – 60 % resistente Isolate) detektiert.

Summary

The data on resistances presented here are based on the results of GERM-Vet, the national resistance monitoring of animal pathogens, which is conducted according to § 77 Abs. 3 of the German drug law by the Federal Institute of Consumer Protection and Food Safety (Bundesamt für Verbraucherschutz und Lebensmittelsicherheit). GERM-Vet investigates pathogenic bacteria isolated from diseased animals across Germany for their resistances. Since the study year 2006/2007, isolates from companion animals are included in the program.

Resistances are diagnosed according to the current clinical breakpoints of CLSI. If that is not possible, MIC_{90}-values are given. For presentation, analysis and evaluation, data are differentiated according to host species, bacterial species and organ.

Actinobacillus pleuropneumoniae

Resistance rates and MIC_{90}-values of all included antimicrobial compounds showed a good susceptibility. The exception was tulathromycin, which is registered for therapy of respiratory infections in pigs. Apart from very few exceptions, the resistance rates have remained on a similar level for several years. For tetracycline resistance rates continued to increase, if the high number if intermediate resistant isolates is included in the analysis.

Bordetella bronchiseptica

B. bronchiseptica isolates from pigs with respiratory diseases often are resistant against many β-lactam antibiotics, except against the combination of amoxicillin and clavulanic acid and the aminoglycoside gentamicin. Especially before therapy with florfenicol it is advisable to do a resistance test. A large number (88 %) of isolates that were intermediate resistant against florfenicol was detected. According to the newly introduced breakpoint for ampicillin all *B. bronchiseptica* isolates investigated so far were regarded as resistant.

Enterococcus spp.

E. faecalis and *E. faecium* isolates had resistance rates of 25 % or less, except their intrinsic resistance against cephalosporins. Vancomycin resistant isolates were not detected. There were a few gentamicin resistant isolates, but without exception, those were in the low level of 64 mg/L or less.

Escherichia coli

Resistance rates of *E. coli* isolated from companion animals were significantly lower than those from food producing animals were. However, high resistance rates and MIC_{90} values against ampicillin, tetracycline as well as enrofloxacin and marbofloxacin, respectively, were also detected in isolates from companion animals. For food producing animals resistance rates against ampicillin, tetracycline and trimethoprim/sulfamethoxazol were between 50 % and 80 %, while rates were lower for poultry than for calves and pigs (indication: enteritis).

In poultry, isolates from turkeys had the highest resistance rates, followed by isolates from broilers and layers. Isolates from turkeys also had an increased MIC_{90} value of 8 mg/L against colistin.

MIC_{90} values of isolates from calves against cephalosporins of the newer generations and against enrofloxacin were higher than of isolates from pigs. This trend was also confirmed in the rates of phenotypically ESBL positive *E. coli*, which were significantly higher for calves (20 %), compared to pigs (7.7 %) and poultry (2.3 %).

Furthermore, in contrast to isolates from calves, isolates from pigs showed a good susceptibility towards cephalosporins. However, the MIC_{90} of 8 mg/L against colistin was remarkable.

The resistance rates of isolates from mastitis were good, however MIC_{90} values against cephalosporins increased from 0.12 mg/L to 8 mg/L within two years.

Berichte zur Resistenzmonitoringstudie 2011/2012, DOI 10.1007/978-3-319-14866-3_5,
© Bundesamt für Verbraucherschutz und Lebensmittelsicherheit (BVL) 2015

Klebsiella spp.

Generally, the resistance situation in *Klebsiella* spp. from dairy cattle was still good. However, for the first time sporadically phenotypically ESBL positive *Klebsiella* spp. were detected.

Pasteurella multocida

Resistance rates of *P. multocida* isolated from cattle and pigs with respiratory diseases were good, same as in isolates from companion animals.

Salmonella enterica spp. *enterica*

In isolates from companion animals low resistance rates of up to 20 % (ampicillin, tetracycline) and low MIC_{90} values especially against cephalosporins (up to 1 mg/L) and enrofloxacin (0.12 mg/L) were found.

Staphylococcus aureus

The highest resistance rates in poultry were against ampicillin, erythromycin, penicillin and tetracycline (45 % – 55 %), the highest MIC_{90} values were against newer cephalosporins. Up to 14 % oxacillin resistant isolates were detected in the study 2011. This rate has been constant throughout the years or has slightly decreased.

In isolates from horses, high resistant rates of up to 56 % against penicillins were recorded. Furthermore, 32 % of isolates were oxacillin resistant.

In companion animals, high resistance rates of up to 84 % and high MIC_{90} values (16 mg/L up to > 64 mg/L) against β-lactam antibiotics as well as a resistance rate of 52 % against enrofloxacin were observed. Especially the rate of oxacillin resistance increased to 55 % compared to 35 % in the last study.

Staphylococcus (pseud)intermedius

S. (pseud)intermedius isolates from dogs showed high resistance rates and MIC_{90} values against β-lactam antibiotics including newer cephalosporins (up to 70 %) as well as against enrofloxacin, gentamicin and oxacillin (against each about 20 % resistant isolates). Thus before therapy a resistance test should be done.

Staphylococcus hyicus

For pigs, the resistance situation for *S. hyicus* is better than for *S. aureus*. Highest resistance rates were detected against ampicillin, penicillin and tetracycline (40 % – 60 % resistant isolates).

Tab. 34 Liste der teilnehmenden Labore (Studie 2011 und 2012)

Labor	Ort
Veterinärlabor Ankum	Ankum
Staatliches Veterinäruntersuchungsamt Arnsberg	Arnsberg
Staatliches Tierärztliches Untersuchungsamt/Diagnostikzentrum	Aulendorf
LABOKLIN GmbH & Co KG	Bad Kissingen
Thüringer Landesamt für Lebensmittelsicherheit und Verbraucherschutz (TLLV)	Bad Langensalza
Tierärztliche Hochschule Hannover, Außenstelle für Epidemiologie	Bakum
Landeslabor Berlin-Brandenburg	Berlin
Landesuntersuchungsanstalt Sachsen, Veterinärmedizinische Diagnostik, Standort Chemnitz	Chemnitz
Chemisches und Veterinäruntersuchungsamt Ostwestfalen-Lippe	Detmold
LVL Lebensmittel und Veterinärlabor GmbH	Emstek
Bayerisches Landesamt für Gesundheit und Lebensmittelsicherheit (LGL)	Erlangen
Landeslabor Brandenburg, Laborbereich Frankfurt/Oder	Frankfurt/Oder
Landesbetrieb Hessisches Landeslabor (LHL)	Gießen
Veterinärlabor Heidemark Mästerkreis GmbH	Haldensleben
LAVES Veterinärinstitut Hannover	Hannover
Tierärztliche Hochschule Hannover, Institut für Lebensmittelqualität und -sicherheit	Hannover
Thüringer Landesamt für Lebensmittelsicherheit und Verbraucherschutz (TLLV)	Jena
Landwirtschaftliche Untersuchungs- und Forschungsanstalt ITL GmbH	Kiel
Landesuntersuchungsamt Rheinland-Pfalz, Institut für Tierseuchendiagnostik	Koblenz
Landesuntersuchungsamt Rheinland-Pfalz, Institut für Lebensmittel tierischer Herkunft	Koblenz
Chemisches und Veterinäruntersuchungsamt Rhein-Ruhr-Wupper	Krefeld
Landesuntersuchungsanstalt für das Gesundheits- und Veterinärwesen	Leipzig
Vet Med-Labor, Institut für klinische Prüfung	Ludwigsburg
Ludwig-Maximilians-Universität, Tierärztliche Fakultät, Institut für Infektionsmedizin und Zoonosen	München
Chemisches und Veterinäruntersuchungsamt Münsterland-Emscher-Lippe	Münster
Landeslabor Schleswig-Holstein, Lebensmittel-, Veterinär- und Umweltuntersuchungen	Neumünster
Bayerisches Landesamt für Gesundheit und Lebensmittelsicherheit (LGL)	Oberschleißheim
Veterinärinstitut Oldenburg, Niedersächsisches Landesamt f. Verbraucherschutz und Lebensmittelsicherheit	Oldenburg
Tiergesundheitsdienst Bayern e. V.	Poing
Landesamt für Landwirtschaft, Lebensmittelsicherheit und Fischerei MV (LALLF)	Rostock
Landesamt für Verbraucherschutz Sachsen-Anhalt, Fachbereich 4 Veterinäruntersuchungen und -epidemiologie	Stendal
Chemisches und Veterinäruntersuchungsamt	Stuttgart/Fellbach

Berichte zur Resistenzmonitoringstudie 2011/2012, DOI 10.1007/978-3-319-14866-3_6,
© Bundesamt für Verbraucherschutz und Lebensmittelsicherheit (BVL) 2015

Tab. 35 Verteilung der MHK der vom Schwein isolierten APP-Stämme (N = 41), Indikation: respiratorische Erkrankung (2012)

AW		MHK [mg/L]																		S [%]	I [%]	R [%]
		0,008	0,015	0,03	0,06	0,12	0,25	0,5	1	2	4	8	16	32	64	128	256	512	1.024	>1.024			
AMC[b]	abs.	–	–	0	0	3	26	10	2	0	0	0	0	0	0	–	–	–	–	–	100,0	0,0	0,0
	kum. %	–	–	0,0	0,0	7,3	70,7	95,1	100,0	100,0	100,0	100,0	100,0	100,0	100,0	–	–	–	–	–			
AMP	abs.	–	–	0	3	22	12	1	0	0	0	0	0	0	1	2*	–	–	–	–	92,7	0,0	7,3
	kum. %	–	–	0,0	7,3	61,0	90,2	92,7	92,7	92,7	92,7	92,7	92,7	92,7	95,1	100,0	–	–	–	–			
APR[a]	abs.	–	–	0	0	0	0	0	0	0	0	3	3	32	3	–	–	–	–	–			
	kum. %	–	–	0,0	0,0	0,0	0,0	0,0	0,0	0,0	0,0	7,3	14,6	92,7	100,0	–	–	–	–	–			
CPZ[a]	abs.	–	–	–	24	14	1	0	0	2	0	0	0	0	0	–	–	–	–	–			
	kum. %	–	–	–	58,5	92,7	95,1	95,1	95,1	100,0	100,0	100,0	100,0	100,0	100,0	–	–	–	–	–			
CTX[a]	abs.	–	41	0	0	0	0	0	0	0	0	0	0	0	–	–	–	–	–	–			
	kum. %	–	100,0	100,0	100,0	100,0	100,0	100,0	100,0	100,0	100,0	100,0	100,0	100,0	–	–	–	–	–	–			
CQN[a]	abs.	–	30	8	3	0	0	0	0	0	0	0	0	0	–	–	–	–	–	–			
	kum. %	–	73,2	92,7	100,0	100,0	100,0	100,0	100,0	100,0	100,0	100,0	100,0	100,0	–	–	–	–	–	–			
XNL	abs.	–	–	41	0	0	0	0	0	0	0	0	0	0	0	–	–	–	–	–	100,0	0,0	0,0
	kum. %	–	–	100,0	100,0	100,0	100,0	100,0	100,0	100,0	100,0	100,0	100,0	100,0	100,0	–	–	–	–	–			
CHL[b]	abs.	–	–	–	–	–	–	41	0	0	0	0	0	0	0	0	0	–	–	–	100,0	0,0	0,0
	kum. %	–	–	–	–	–	–	100,0	100,0	100,0	100,0	100,0	100,0	100,0	100,0	100,0	100,0	–	–	–			
CIP[a]	abs.	0	3	22	0	0	0	0	0	0	1	0	0	–	–	–	–	–	–	–			
	kum. %	0,0	11,5	96,2	96,2	96,2	96,2	96,2	96,2	96,2	100,0	100,0	100,0	–	–	–	–	–	–	–			
COL[a]	abs.	–	–	0	0	0	1	1	11	27	1	0	0	–	–	–	–	–	–	–			
	kum. %	–	–	0,0	0,0	0,0	2,4	4,9	31,7	97,6	100,0	100,0	100,0	–	–	–	–	–	–	–			
DOX[a]	abs.	–	–	–	0	0	0	6	28	4	2	1	0	0	0	0	–	–	–	–			
	kum. %	–	–	–	0,0	0,0	0,0	14,6	82,9	92,7	97,6	100,0	100,0	100,0	100,0	100,0	–	–	–	–			
ENR	abs.	2	1	4	33	0	0	0	0	0	1	0	0	–	–	–	–	–	–	–	97,6	2,4	2,4
	kum. %	4,9	7,3	17,1	97,6	97,6	97,6	97,6	97,6	97,6	100,0	100,0	100,0	–	–	–	–	–	–	–			
FFN	abs.	–	–	–	–	2	35	4	0	0	0	0	0	0	0	0	–	–	–	–	100,0	0,0	0,0
	kum. %	–	–	–	–	4,9	90,2	100,0	100,0	100,0	100,0	100,0	100,0	100,0	100,0	100,0	–	–	–	–			
GEN[a]	abs.	–	–	–	0	0	0	0	1	5	30	5	0	0	0	0	–	–	–	–			
	kum. %	–	–	–	0,0	0,0	0,0	0,0	2,4	14,6	87,8	100,0	100,0	100,0	100,0	100,0	–	–	–	–			
IPM[b]	abs.	–	0	1	0	2	3	24	11	0	0	0	0	0	–	–	–	–	–	–	100,0	0,0	0,0
	kum. %	–	0,0	2,4	2,4	7,3	14,6	73,2	100,0	100,0	100,0	100,0	100,0	100,0	–	–	–	–	–	–			
MAR[a]	abs.	0	0	17	8	0	0	0	0	1	0	0	0	–	–	–	–	–	–	–			
	kum. %	0,0	0,0	65,4	96,2	96,2	96,2	96,2	96,2	100,0	100,0	100,0	100,0	–	–	–	–	–	–	–			

Tab. 35 Fortsetzung

AW		MHK [mg/L]																			S [%]	I [%]	R [%]
		0,008	0,015	0,03	0,06	0,12	0,25	0,5	1	2	4	8	16	32	64	128	256	512	1.024	>1.024			
NAL[a]	abs.	–	–	–	0	0	0	0	2	30	8	0	0	0	1	0	–	–	–	–			
	kum. %	–	–	–	0,0	0,0	0,0	0,0	4,9	78,0	97,6	97,6	97,6	97,6	100,0	100,0	–	–	–	–			
PEN[a]	abs.	–	0	0	3	8	18	9	0	0	0	0	0	0	3*	–	–	–	–	–			
	kum. %	–	0,0	0,0	7,3	26,8	70,7	92,7	92,7	92,7	92,7	92,7	92,7	92,7	100,0	–	–	–	–	–			
SPI[a]	abs.	–	–	–	0	0	1	1	0	0	1	0	0	11	26	1	–	–	–	–			
	kum. %	–	–	–	0,0	0,0	2,4	4,9	4,9	4,9	7,3	7,3	7,3	34,1	97,6	100,0	–	–	–	–			
SUL[b]	abs.	–	–	–	–	–	–	0	0	0	0	0	2	4	15	11	9	0	0	–	100,0		0,0
	kum. %	–	–	–	–	–	–	0,0	0,0	0,0	0,0	0,0	4,9	14,6	51,2	78,0	100,0	100,0	100,0	–			
TET	abs.	–	–	–	–	0	1	4	28	1	0	2	3	2	0	0	0	–	–	–	12,2	68,3	19,5
	kum. %	–	–	–	–	0,0	2,4	12,2	80,5	82,9	82,9	87,8	95,1	100,0	100,0	100,0	100,0	–	–	–			
TIA	abs.	–	–	0	0	0	0	0	0	1	4	14	21	1	0	–	–	–	–	–	97,6		2,4
	kum. %	–	–	0,0	0,0	0,0	0,0	0,0	0,0	2,4	12,2	46,3	97,6	100,0	100,0	–	–	–	–	–			
TIL	abs.	–	–	–	0	0	0	1	0	1	2	33	4	0	0	0	–	–	–	–	100,0		0,0
	kum. %	–	–	–	0,0	0,0	0,0	2,4	2,4	4,9	9,8	90,2	100,0	100,0	100,0	100,0	–	–	–	–			
SXT[a]	abs.	–	1	3	25	10	1	0	0	0	0	1	0	0	–	–	–	–	–	–			
	kum. %	–	2,4	9,8	70,7	95,1	97,6	97,6	97,6	97,6	100,0	100,0	100,0	–	–	–	–	–	–			

[a] kein Grenzwert in VET01-S2 für diese Bakterien/Indikation verfügbar
[b] humanadaptierter Grenzwert aus Tabelle 2B des Dokuments VET01-S2
* Anzahl Stämme, deren MHK größer als die höchste getestete Konzentration ist
S [%]: Prozent empfindliche Stämme; **I [%]**: Prozent intermediäre Stämme; **R [%]**: Prozent resistente Stämme; **abs.**: absolut; **kum. %**: kumulativ in %; **Querstrich**: Konzentration nicht getestet

Tab. 36 Verteilung der MHK der vom Schwein isolierten *Bordetella-bronchiseptica*-Stämme (N = 90), Indikation: respiratorische Erkrankungen (2012)

AW	MHK [mg/L]	0,008	0,015	0,03	0,06	0,12	0,25	0,5	1	2	4	8	16	32	64	128	256	512	1.024	>1.024	S [%]	I [%]	R [%]
AMC[b]	abs.	–	–	0	0	0	0	0	0	5	58	27	0	0	0	–	–	–	–	–	100,0	0,0	0,0
	kum. %	–	–	0,0	0,0	0,0	0,0	0,0	0,0	5,6	70,0	100,0	100,0	100,0	100,0	–	–	–	–	–			
AMP	abs.	–	–	0	0	0	0	0	0	0	1	4	44	39	2	–	–	–	–	–	0,0	0,0	100,0
	kum. %	–	–	0,0	0,0	0,0	0,0	0,0	0,0	0,0	1,1	5,6	54,4	97,8	100,0	–	–	–	–	–			
CPZ[a]	abs.	–	–	–	0	0	0	0	1	9	35	44	1	0	–	–	–	–	–	–			
	kum. %	–	–	–	0,0	0,0	0,0	0,0	1,1	11,1	50,0	98,9	100,0	100,0	–	–	–	–	–	–			
CTX[a]	abs.	–	0	0	0	0	0	0	0	0	0	1	0	11	78*	–	–	–	–	–			
	kum. %	–	0,0	0,0	0,0	0,0	0,0	0,0	0,0	0,0	0,0	1,1	1,1	13,3	100,0	–	–	–	–	–			
CQN[a]	abs.	–	0	0	0	0	0	0	0	1	1	44	44	–	–	–	–	–	–	–			
	kum. %	–	0,0	0,0	0,0	0,0	0,0	0,0	0,0	1,1	2,2	51,1	100,0	–	–	–	–	–	–	–			
XNL[a]	abs.	–	–	0	0	0	0	0	0	0	0	1	1	38	50*	–	–	–	–	–			
	kum. %	–	–	0,0	0,0	0,0	0,0	0,0	0,0	0,0	0,0	1,1	2,2	44,4	100,0	–	–	–	–	–			
CHL[b]	abs.	–	–	–	–	–	–	0	0	2	34	54	0	0	0	0	0	–	–	–	100,0	0,0	0,0
	kum. %	–	–	–	–	–	–	0,0	0,0	2,2	40,0	100,0	100,0	100,0	100,0	100,0	100,0	–	–	–			
CIP[a]	abs.	–	–	0	0	0	2	60	28	0	0	0	0	0	0	–	–	–	–	–			
	kum. %	–	–	0,0	0,0	0,0	2,2	68,9	100,0	100,0	100,0	100,0	100,0	100,0	100,0	–	–	–	–	–			
COL[a]	abs.	–	–	0	0	0	0	75	15	0	0	0	0	–	–	–	–	–	–	–			
	kum. %	–	–	0,0	0,0	0,0	0,0	83,3	100,0	100,0	100,0	100,0	100,0	–	–	–	–	–	–	–			
DOX[a]	abs.	–	–	–	1	55	23	3	4	3	0	1	0	0	0	0	–	–	–	–			
	kum. %	–	–	–	1,1	62,2	87,8	91,1	95,6	98,9	98,9	100,0	100,0	100,0	100,0	100,0	–	–	–	–			
ENR[a]	abs.	0	0	0	0	1	2	83	4	0	0	0	0	–	–	–	–	–	–	–			
	kum. %	0,0	0,0	0,0	0,0	1,1	3,3	95,6	100,0	100,0	100,0	100,0	100,0	–	–	–	–	–	–	–			
FFN	abs.	–	–	–	–	0	0	0	1	8	79	2	0	0	0	0	0	–	–	–	10,0	87,8	2,2
	kum. %	–	–	–	–	0,0	0,0	0,0	1,1	10,0	97,8	100,0	100,0	100,0	100,0	100,0	100,0	–	–	–			
GEN[b]	abs.	–	–	–	–	0	0	0	2	88	0	0	0	0	0	0	0	–	–	–	100,0	0,0	0,0
	kum. %	–	–	–	–	0,0	0,0	0,0	2,2	100,0	100,0	100,0	100,0	100,0	100,0	100,0	100,0	–	–	–			
IPM[b]	abs.	–	0	0	0	0	0	36	53	1	0	0	0	0	–	–	–	–	–	–	100,0	0,0	0,0
	kum. %	–	0,0	0,0	0,0	0,0	0,0	40,0	98,9	100,0	100,0	100,0	100,0	100,0	–	–	–	–	–	–			
MAR[a]	abs.	–	–	–	0	0	0	0	0	0	0	68	22	0	0	0	–	–	–	–			
	kum. %	–	–	–	0,0	0,0	0,0	0,0	0,0	0,0	0,0	75,6	100,0	100,0	100,0	100,0	–	–	–	–			
NAL[a]	abs.	–	–	–	0	0	0	0	0	0	0	68	22	0	0	0	0	–	–	–			
	kum. %	–	–	–	0,0	0,0	0,0	0,0	0,0	0,0	0,0	75,6	100,0	100,0	100,0	100,0	100,0	–	–	–			

Tab. 36 Fortsetzung

AW	MHK [mg/L]																		S [%]	I [%]	R [%]
	0,008	0,015	0,03	0,06	0,12	0,25	0,5	1	2	4	8	16	32	64	128	256	512	1.024	>1.024			
NEO[a] abs.	–	–	–	–	0	0	0	0	7	82	1	0	0	0	0	0	–	–	–			
NEO[a] kum. %	–	–	–	–	0,0	0,0	0,0	0,0	7,8	98,9	100,0	100,0	100,0	100,0	100,0	100,0	–	–	–			
PEN[a] abs.	–	0	0	0	0	0	0	0	0	0	0	0	0	90*	–	–	–	–	–			
PEN[a] kum. %	–	0,0	0,0	0,0	0,0	0,0	0,0	0,0	0,0	0,0	0,0	0,0	0,0	100,0	–	–	–	–	–			
SPI[a] abs.	–	–	–	0	0	0	0	0	0	0	0	0	0	4	59	27*	–	–	–			
SPI[a] kum. %	–	–	–	0,0	0,0	0,0	0,0	0,0	0,0	0,0	0,0	0,0	0,0	0,0	0,0	0,0	–	–	–			
STR[a] abs.	–	–	–	0	0	0	0	0	0	0	1	1	63	14	1	1	9*			
STR[a] kum. %	–	–	–	0,0	0,0	0,0	0,0	0,0	0,0	0,0	0,0	1,1	2,2	72,2	87,8	88,9	90,0	100,0	–			
TET[a] abs.	–	–	–	–	0	1	52	27	5	3	0	0	0	2	0	0	–	–	–			
TET[a] kum. %	–	–	–	–	0,0	1,1	58,9	88,9	94,4	97,8	97,8	97,8	97,8	100,0	100,0	100,0	–	–	–			
TIA[a] abs.	–	0	0	0	0	0	0	0	0	0	0	0	90	0	–	–	–	–			
TIA[a] kum. %	–	–	0,0	0,0	0,0	0,0	0,0	0,0	0,0	0,0	0,0	0,0	0,0	100,0	100,0	–	–	–	–			
TIL[a] abs.	–	–	0	0	0	0	0	0	1	1	21	66	1	0	–	–	–	–			
TIL[a] kum. %	–	–	–	0,0	0,0	0,0	0,0	0,0	0,0	1,1	2,2	25,6	98,9	100,0	100,0	–	–	–	–			
SXT[a] abs.	–	0	0	0	0	1	52	27	5	3	0	0	0	2	–	–	–	–	–			
SXT[a] kum. %	–	0,0	0,0	0,0	0,0	1,1	58,9	88,9	94,4	97,8	97,8	97,8	97,8	100,0	–	–	–	–	–			

[a] kein Grenzwert in VET01-S2 für diese Bakterien/Indikation verfügbar
[b] humanadaptierter Grenzwert aus Tabelle 2B des Dokuments VET01-S2
* Anzahl Stämme, deren MHK größer als die höchste getestete Konzentration ist
S [%]: Prozent empfindliche Stämme; **I [%]**: Prozent intermediäre Stämme; **R [%]**: Prozent resistente Stämme; **abs.**: absolut; **kum. %**: kumulativ in %; **Querstrich**: Konzentration nicht getestet

Tab. 37 Verteilung der MHK der vom Milchrind isolierten *Enterococcus-faecalis*-Stämme (N = 21), Indikation: Mastitis (2012)

AW	MHK [mg/L]																			S [%]	I [%]	R [%]
		0,008	0,015	0,03	0,06	0,12	0,25	0,5	1	2	4	8	16	32	64	128	256	512	1.024	>1.024			
AMC[b]	abs.	–	–	0	2	0	0	11	7	0	1	0	0	0	0	–	–	–	–	–	100,0	0,0	0,0
	kum. %	–	–	0,0	9,5	9,5	9,5	61,9	95,2	95,2	100,0	100,0	100,0	100,0	100,0	–	–	–	–	–			
AMP	abs.	–	–	0	2	0	0	1	16	1	0	1	0	0	0	–	–	–	–	–	100,0		0,0
	kum. %	–	–	0,0	9,5	9,5	9,5	14,3	90,5	95,2	95,2	100,0	100,0	100,0	100,0	–	–	–	–	–			
FAZ[b]	abs.	–	–	0	0	1	0	1	0	0	0	2	7	9	0	1*	–	–	–	–	9,5	0,0	90,5
	kum. %	–	–	0,0	0,0	4,8	4,8	9,5	9,5	9,5	9,5	19,0	52,4	95,2	95,2	100,0	–	–	–	–			
CPZ[a]	abs.	–	–	–	0	0	0	0	1	1	1	1	10	7	–	–	–	–	–	–			
	kum. %	–	–	–	0,0	0,0	0,0	0,0	4,8	9,5	14,3	19,0	66,7	100,0	–	–	–	–	–	–			
CTX[a]	abs.	–	0	0	0	0	0	4	7	2	1	1	1	3	2*	–	–	–	–	–			
	kum. %	–	0,0	0,0	0,0	0,0	0,0	19,0	52,4	61,9	66,7	71,4	76,2	90,5	100,0	–	–	–	–	–			
CQN[a]	abs.	–	0	0	1	0	1	2	1	9	2	4	1	0	–	–	–	–	–	–			
	kum. %	–	0,0	0,0	4,8	4,8	9,5	19,0	23,8	66,7	76,2	95,2	100,0	100,0	–	–	–	–	–	–			
XNL[a]	abs.	–	–	0	0	0	0	0	2	2	3	4	3	1	5	1*	–	–	–	–			
	kum. %	–	–	0,0	0,0	0,0	0,0	0,0	9,5	19,0	33,3	52,4	66,7	71,4	95,2	100,0	–	–	–	–			
CHL[a]	abs.	–	–	–	–	–	–	0	0	0	3	16	1	0	0	1	0	–	–	–	90,5	4,8	4,8
	kum. %	–	–	–	–	–	–	0,0	0,0	0,0	14,3	90,5	95,2	95,2	95,2	100,0	100,0	–	–	–			
CLI[a]	abs.	–	–	0	0	1	1	0	2	0	0	0	7	7	1	2*	–	–	–	–			
	kum. %	–	–	0,0	0,0	4,8	9,5	9,5	19,0	19,0	19,0	19,0	52,4	85,7	90,5	100,0	–	–	–	–			
ENR[a]	abs.	0	0	0	1	1	1	7	7	1	1	0	1	1*	–	–	–	–	–	–			
	kum. %	0,0	0,0	0,0	4,8	9,5	14,3	47,6	81,0	85,7	90,5	90,5	95,2	100,0	–	–	–	–	–	–			
ERY[b]	abs.	–	0	0	2	0	1	4	1	8	0	0	1	0	4*	–	–	–	–	–	33,3	42,9	23,8
	kum. %	–	0,0	0,0	9,5	9,5	14,3	33,3	38,1	76,2	76,2	76,2	81,0	81,0	100,0	–	–	–	–	–			
GEN[b]	abs.	–	–	–	–	0	0	2	1	10	4	2	0	1	1	0	0	–	–	–	81,0	9,5	9,5
	kum. %	–	–	–	–	0,0	0,0	9,5	14,3	61,9	81,0	90,5	90,5	95,2	100,0	100,0	100,0	–	–	–			
MAR[a]	abs.	0	0	0	0	0	0	2	9	6	2	1	0	1*	–	–	–	–	–	–			
	kum. %	0,0	0,0	0,0	0,0	0,0	0,0	9,5	52,4	81,0	90,5	95,2	95,2	100,0	–	–	–	–	–	–			
OXA[a]	abs.	–	0	0	0	0	0	0	0	0	3	14	4*	–	–	–	–	–	–	–			
	kum. %	–	0,0	0,0	0,0	0,0	0,0	0,0	0,0	0,0	14,3	81,0	100,0	–	–	–	–	–	–	–			
PEN[b]	abs.	–	0	0	1	0	0	1	2	10	7	0	0	0	–	–	–	–	–	–	100,0		0,0
	kum. %	–	0,0	0,0	4,8	4,8	4,8	9,5	19,0	66,7	100,0	100,0	100,0	100,0	–	–	–	–	–	–			
PIRL[a]	abs.	–	–	0	0	0	1	0	1	0	5	6	1	2	4	1*	–	–	–	–			
	kum. %	–	–	0,0	0,0	0,0	4,8	4,8	9,5	9,5	33,3	61,9	66,7	76,2	95,2	100,0	–	–	–	–			

Tab. 37 Fortsetzung

AW	MHK [mg/L]																		S [%]	I [%]	R [%]
	0,008	0,015	0,03	0,06	0,12	0,25	0,5	1	2	4	8	16	32	64	128	256	512	1.024	>1.024			
SYN[a] abs.	–	–	0	1	0	0	1	1	2	1	2	10	3	0	–	–	–	–	–			
SYN[a] kum. %	–	–	0,0	4,8	4,8	4,8	9,5	14,3	23,8	28,6	38,1	85,7	100,0	100,0	–	–	–	–	–			
SPI[a] abs.	–	–	1	1	0	0	2	11	1	2	0	0	0	0	0	3*	–	–	–			
SPI[a] kum. %	–	–	5,0	10,0	10,0	10,0	20,0	75,0	80,0	90,0	90,0	90,0	90,0	90,0	90,0	100,0	–	–	–			
TET[a] abs.	–	–	–	1	0	0	3	2	0	0	0	1	0	11	2	0	1*	–	–			
TET[a] kum. %	–	–	–	4,8	4,8	4,8	19,0	28,6	28,6	28,6	28,6	33,3	33,3	85,7	95,2	95,2	100,0	–	–			
TIL[a] abs.	–	0	0	0	0	1	0	0	0	1	3	11	0	1	4	–	–	–	–			
TIL[a] kum. %	–	0,0	0,0	0,0	0,0	4,8	4,8	4,8	4,8	9,5	23,8	76,2	76,2	81,0	100,0	–	–	–	–			
TUL[a] abs.	–	–	0	0	0	0	1	1	1	4	7	3	0	0	4*	–	–	–	–			
TUL[a] kum. %	–	–	0,0	0,0	0,0	0,0	4,8	9,5	14,3	33,3	66,7	81,0	81,0	81,0	100,0	–	–	–	–			
TYL[a] abs.	–	–	–	0	0	0	0	5	10	0	0	2	0	0	0	4*	–	–	–			
TYL[a] kum. %	–	–	–	0,0	0,0	0,0	0,0	23,8	71,4	71,4	71,4	81,0	81,0	81,0	81,0	100,0	–	–	–			
SXT[a] abs.	–	1	9	3	1	0	1	3	0	0	1	0	0	2*	–	–	–	–	–			
SXT[a] kum. %	–	4,8	47,6	61,9	66,7	66,7	71,4	85,7	85,7	85,7	90,5	90,5	90,5	100,0	–	–	–	–	–			
VAN[b] abs.	–	0	0	0	0	1	2	8	10	0	0	0	0	–	–	–	–	–	–	100,0	0,0	0,0
VAN[b] kum. %	–	0,0	0,0	0,0	0,0	4,8	14,3	52,4	100,0	100,0	100,0	100,0	100,0	–	–	–	–	–	–			

[a] kein Grenzwert verfügbar
[b] humanadaptierter Grenzwert aus Tabelle 2B des Dokuments VET01-S2
[c] humanmedizinischer EUCAST-Grenzwert
* Anzahl Stämme, deren MHK größer als die höchste getestete Konzentration ist
S [%]: Prozent empfindliche Stämme; **I [%]**: Prozent intermediäre Stämme; **R [%]**: Prozent resistente Stämme; **abs.**: absolut; **kum. %**: kumulativ in %; **Querstrich**: Konzentration nicht getestet

Tab. 38 Verteilung der MHK der vom Milchrind isolierten *Enterococcus-faecium*-Stämme (N = 10), Indikation: Mastitis (2012)

AW		MHK [mg/L]																		S [%]	I [%]	R [%]
		0,008	0,015	0,03	0,06	0,12	0,25	0,5	1	2	4	8	16	32	64	128	256	512	1.024	>1.024			
AMC[b]	abs.	–	–	0	0	1	2	6	1	0	0	0	0	0	0	–	–	–	–	–	100,0	0,0	0,0
	kum. %	–	–	0,0	0,0	10,0	30,0	90,0	100,0	100,0	100,0	100,0	100,0	100,0	100,0	–	–	–	–	–			
AMP	abs.	–	–	0	0	1	1	0	6	2	0	0	0	0	0	–	–	–	–	–	100,0		0,0
	kum. %	–	–	0,0	0,0	10,0	20,0	20,0	80,0	100,0	100,0	100,0	100,0	100,0	100,0	–	–	–	–	–			
FAZ[b]	abs.	–	0	0	0	0	0	0	0	1	0	0	1	0	8	–	–	–	–	–	10,0	0,0	90,0
	kum. %	–	0,0	0,0	0,0	0,0	0,0	0,0	0,0	10,0	10,0	10,0	20,0	20,0	100,0	–	–	–	–	–			
CPZ[a]	abs.	–	–	–	0	0	0	0	0	0	1	2	2	4	1	–	–	–	–	–			
	kum. %	–	–	–	0,0	0,0	0,0	0,0	0,0	0,0	10,0	30,0	50,0	90,0	100,0	–	–	–	–	–			
CTX[a]	abs.	–	0	0	0	0	0	0	0	2	0	2	2	1	3*	–	–	–	–	–			
	kum. %	–	0,0	0,0	0,0	0,0	0,0	0,0	0,0	20,0	20,0	40,0	60,0	70,0	100,0	–	–	–	–	–			
CQN[a]	abs.	–	0	0	0	0	0	3	2	0	1	0	1	2	1*	–	–	–	–	–			
	kum. %	–	0,0	0,0	0,0	0,0	0,0	30,0	50,0	50,0	60,0	60,0	70,0	90,0	100,0	–	–	–	–	–			
XNL[a]	abs.	–	–	0	0	0	0	0	0	0	0	0	1	1	1	7*	–	–	–	–			
	kum. %	–	–	0,0	0,0	0,0	0,0	0,0	0,0	0,0	0,0	0,0	10,0	20,0	30,0	100,0	–	–	–	–			
CHL[a]	abs.	–	–	–	–	–	–	0	0	0	2	7	0	1	0	0	0	–	–	–	90,0	0,0	10,0
	kum. %	–	–	–	–	–	–	0,0	0,0	0,0	20,0	90,0	90,0	100,0	100,0	100,0	100,0	–	–	–			
CLI[a]	abs.	–	–	0	0	6	0	0	0	1	0	1	2	0	0	–	–	–	–	–			
	kum. %	–	–	0,0	0,0	60,0	60,0	60,0	60,0	70,0	70,0	80,0	100,0	100,0	100,0	–	–	–	–	–			
ENR[a]	abs.	0	0	0	0	0	0	1	3	0	4	2	0	–	–	–	–	–	–	–			
	kum. %	0,0	0,0	0,0	0,0	0,0	0,0	10,0	40,0	40,0	80,0	100,0	100,0	–	–	–	–	–	–	–			
ERY[b]	abs.	–	0	0	0	1	1	0	1	4	3	0	0	0	0	–	–	–	–	–	20,0	80,0	0,0
	kum. %	–	0,0	0,0	0,0	10,0	20,0	20,0	30,0	70,0	100,0	100,0	100,0	100,0	100,0	–	–	–	–	–			
GEN[b]	abs.	–	–	–	–	0	0	0	0	2	4	3	0	0	0	1	0	–	–	–	60,0	30,0	10,0
	kum. %	–	–	–	–	0,0	0,0	0,0	0,0	20,0	60,0	90,0	90,0	90,0	90,0	100,0	100,0	–	–	–			
MAR[a]	abs.	0	0	0	0	0	0	0	0	2	7	1	0	–	–	–	–	–	–	–			
	kum. %	0,0	0,0	0,0	0,0	0,0	0,0	0,0	0,0	20,0	90,0	100,0	100,0	–	–	–	–	–	–	–			
OXA[a]	abs.	–	0	0	0	0	0	0	0	2	1	2	4	0	0	1*	–	–	–	–			
	kum. %	–	0,0	0,0	0,0	0,0	0,0	0,0	0,0	20,0	30,0	50,0	90,0	100,0	100,0	100,0	–	–	–	–			
PEN[b]	abs.	–	0	0	0	0	0	1	0	5	4	0	0	0	–	–	–	–	–	–	100,0		0,0
	kum. %	–	0,0	0,0	0,0	0,0	0,0	10,0	10,0	60,0	100,0	100,0	100,0	100,0	–	–	–	–	–	–			
PIRL[a]	abs.	–	–	0	0	0	6	0	0	1	0	1	2	0	0	–	–	–	–	–			
	kum. %	–	–	0,0	0,0	0,0	60,0	60,0	60,0	70,0	70,0	80,0	100,0	100,0	100,0	–	–	–	–	–			

Tab. 38 Fortsetzung

AW		0,008	0,015	0,03	0,06	0,12	0,25	0,5	1	2	4	8	16	32	64	128	256	512	1.024	>1.024	S [%]	I [%]	R [%]
	MHK [mg/L]																						
SYN[c]	abs.	–	0	0	0	0	0	6	1	2	1	0	0	0	–	–	–	–	–	–	70,0		30,0
	kum. %	–	0,0	0,0	0,0	0,0	0,0	60,0	70,0	90,0	100,0	100,0	100,0	100,0	–	–	–	–	–	–			
SPI[a]	abs.	–	–	0	0	0	0	5	1	3	0	0	0	0	1	0	–	–	–	–			
	kum. %	–	–	0,0	0,0	0,0	0,0	50,0	60,0	90,0	90,0	90,0	90,0	90,0	100,0	100,0	–	–	–	–			
TET[a]	abs.	–	–	–	0	1	0	5	3	0	1	0	0	0	0	0	0	–	–	–			
	kum. %	–	–	–	0,0	10,0	10,0	60,0	90,0	90,0	100,0	100,0	100,0	100,0	100,0	100,0	100,0	–	–	–			
TIL[a]	abs.	–	0	0	0	0	0	0	0	0	0	8	1	0	0	0	1*	–	–	–			
	kum. %	–	0,0	0,0	0,0	0,0	0,0	0,0	0,0	0,0	0,0	80,0	90,0	90,0	90,0	90,0	100,0	–	–	–			
TUL[a]	abs.	–	–	0	0	0	0	0	0	4	2	3	0	1	0	–	–	–	–	–			
	kum. %	–	–	0,0	0,0	0,0	0,0	0,0	0,0	40,0	60,0	90,0	90,0	100,0	100,0	–	–	–	–	–			
TYL[a]	abs.	–	–	–	0	0	0	0	7	1	2	0	0	0	0	0	–	–	–	–			
	kum. %	–	–	–	0,0	0,0	0,0	0,0	70,0	80,0	100,0	100,0	100,0	100,0	100,0	100,0	–	–	–	–			
SXT[a]	abs.	–	0	1	5	3	0	0	1	0	0	0	0	0	–	–	–	–	–	–			
	kum. %	–	0,0	10,0	60,0	90,0	90,0	90,0	100,0	100,0	100,0	100,0	100,0	100,0	–	–	–	–	–	–			
VAN[b]	abs.	–	0	0	0	0	0	5	5	0	0	0	0	0	–	–	–	–	–	–	100,0	0,0	0,0
	kum. %	–	0,0	0,0	0,0	0,0	0,0	50,0	100,0	100,0	100,0	100,0	100,0	100,0	–	–	–	–	–	–			

[a] kein Grenzwert verfügbar
[b] humanadaptierter Grenzwert aus Tabelle 2B des Dokuments VET01-S2
[c] humanmedizinischer EUCAST-Grenzwert
* Anzahl Stämme, deren MHK größer als die höchste getestete Konzentration ist
S [%]: Prozent empfindliche Stämme; **I [%]**: Prozent intermediäre Stämme; **R [%]**: Prozent resistente Stämme; **abs.**: absolut; **kum. %**: kumulativ in %; **Querstrich**: Konzentration nicht getestet

Tab. 39 Verteilung der MHK der von Kalb und Jungrind isolierten *Escherichia-coli*-Stämme (N = 287), Indikation: gastrointestinale Erkrankungen (2012)

AW	MHK [mg/L]																		S [%]	I [%]	R [%]
	0,008	0,015	0,03	0,06	0,12	0,25	0,5	1	2	4	8	16	32	64	128	256	512	1.024	>1.024			
AMC[b] abs.	–	–	0	0	0	0	0	0	10	63	117	54	41	2	–	–	–	–	–	66,2	18,8	15,0
AMC[b] kum. %	–	–	0,0	0,0	0,0	0,0	0,0	0,0	3,5	25,4	66,2	85,0	99,3	100,0	–	–	–	–	–			
AMP[b] abs.	–	–	0	0	0	0	0	2	24	39	3	0	0	0	219*	–	–	–	–	23,7	0,0	76,3
AMP[b] kum. %	–	–	0,0	0,0	0,0	0,0	0,0	0,7	9,1	22,6	23,7	23,7	23,7	23,7	100,0	–	–	–	–			
APR[a] abs.	–	–	0	0	0	0	0	0	9	148	60	5	0	0	18*	–	–	–	–			
APR[a] kum. %	–	–	0,0	0,0	0,0	0,0	0,0	0,0	3,8	65,4	90,4	92,5	92,5	92,5	100,0	–	–	–	–			
CPZ[a] abs.	–	–	–	0	24	37	15	37	29	32	20	11	10	72*	–	–	–	–	–			
CPZ[a] kum. %	–	–	–	0,0	8,4	21,3	26,5	39,4	49,5	60,6	67,6	71,4	74,9	100,0	–	–	–	–	–			
CTX[a] abs.	–	1	26	122	27	15	18	12	5	0	1	1	9	50*	–	–	–	–	–			
CTX[a] kum. %	–	0,3	9,4	51,9	61,3	66,6	72,8	77,0	78,7	78,7	79,1	79,4	82,6	100,0	–	–	–	–	–			
CQN[a] abs.	–	0	29	111	36	4	3	6	13	13	7	10	7	48*	–	–	–	–	–			
CQN[a] kum. %	–	0,0	10,1	48,8	61,3	62,7	63,8	65,9	70,4	74,9	77,4	80,8	83,3	100,0	–	–	–	–	–			
XNL[a] abs.	–	–	0	0	16	91	69	33	15	0	3	1	1	3	55*	–	–	–	–			
XNL[a] kum. %	–	–	0,0	0,0	5,6	37,3	61,3	72,8	78,0	78,0	79,1	79,4	79,8	80,8	100,0	–	–	–	–			
CHL[b] abs.	–	–	–	–	–	–	1	0	2	51	89	6	4	3	26	59	46*	–	–	49,8	2,1	48,1
CHL[b] kum. %	–	–	–	–	–	–	0,3	0,3	1,0	18,8	49,8	51,9	53,3	54,4	63,4	84,0	100,0	–	–			
CIP[c] abs.	13	97	20	4	4	24	4	1	1	6	26	43	44*	–	–	–	–	–	–	57,8		42,2
CIP[c] kum. %	4,5	38,3	45,3	46,7	48,1	56,4	57,8	58,2	58,5	60,6	69,7	84,7	100,0	–	–	–	–	–	–			
COL[a] abs.	–	–	0	0	0	0	167	115	2	1	1	1	–	–	–	–	–	–	–			
COL[a] kum. %	–	–	0,0	0,0	0,0	0,0	58,2	98,3	99,0	99,3	99,7	100,0	–	–	–	–	–	–	–			
DOX[a] abs.	–	–	–	0	0	0	2	13	63	12	35	65	55	37	4	1*	–	–	–			
DOX[a] kum. %	–	–	–	0,0	0,0	0,0	0,7	5,2	27,2	31,4	43,6	66,2	85,4	98,3	99,7	100,0	–	–	–			
ENR[a] abs.	2	17	94	18	4	8	20	2	0	3	9	34	76*	–	–	–	–	–	–			
ENR[a] kum. %	0,7	6,6	39,4	45,6	47,0	49,8	56,8	57,5	57,5	58,5	61,7	73,5	100,0	–	–	–	–	–	–			
FFN[a] abs.	–	–	–	–	0	0	0	1	2	88	89	8	2	11	38	33	15*	–	–			
FFN[a] kum. %	–	–	–	–	0,0	0,0	0,0	0,3	1,0	31,7	62,7	65,5	66,2	70,0	83,3	94,8	100,0	–	–			
GEN[b] abs.	–	–	–	–	0	5	129	61	5	1	4	25	29	17	8	2	1*	–	–	70,0	1,4	28,6
GEN[b] kum. %	–	–	–	–	0,0	1,7	46,7	67,9	69,7	70,0	71,4	80,1	90,2	96,2	99,0	99,7	100,0	–	–			
IPM[b] abs.	–	0	0	0	101	113	13	0	0	0	0	0	0	–	–	–	–	–	–	100,0	0,0	0,0
IPM[b] kum. %	–	0,0	0,0	0,0	44,5	94,3	100,0	100,0	100,0	100,0	100,0	100,0	100,0	–	–	–	–	–	–			
MAR[a] abs.	0	54	72	8	0	21	10	3	0	15	49	49	6*	–	–	–	–	–	–			
MAR[a] kum. %	0,0	18,8	43,9	46,7	46,7	54,0	57,5	58,5	58,5	63,8	80,8	97,9	100,0	–	–	–	–	–	–			

Tab. 39 Fortsetzung

AW	MHK [mg/L]																			S [%]	I [%]	R [%]
	0,008	0,015	0,03	0,06	0,12	0,25	0,5	1	2	4	8	16	32	64	128	256	512	1.024	>1.024			
NAL[a] abs.	–	–	–	0	0	0	1	8	80	39	4	1	3	2	11	138*	–	–	–			
NAL[a] kum. %	–	–	–	0,0	0,0	0,0	0,3	3,1	31,0	44,6	46,0	46,3	47,4	48,1	51,9	100,0	–	–	–			
PEN[a] abs.	–	0	0	0	0	0	0	0	0	0	0	5	51	231*	–	–	–	–	–			
PEN[a] kum. %	–	0,0	0,0	0,0	0,0	0,0	0,0	0,0	0,0	0,0	0,0	1,7	19,5	100,0	–	–	–	–	–			
SPI[a] abs.	–	–	–	0	0	0	0	0	0	0	0	0	1	17	119	150*	–	–	–			
SPI[a] kum. %	–	–	–	0,0	0,0	0,0	0,0	0,0	0,0	0,0	0,0	0,0	0,3	6,3	47,7	100,0	–	–	–			
SUL[b] abs.	–	–	–	–	–	–	0	0	0	4	7	16	25	3	1	0	0	0	171*	24,7		75,3
SUL[b] kum. %	–	–	–	–	–	–	0,0	0,0	0,0	1,8	4,8	11,9	22,9	24,2	24,7	24,7	24,7	24,7	100,0			
TET[b] abs.	–	–	–	–	0	0	0	32	49	4	0	2	3	56	84	57	–	–	–	29,6	0,0	70,4
TET[b] kum. %	–	–	–	–	0,0	0,0	0,0	11,1	28,2	29,6	29,6	30,3	31,4	50,9	80,1	100,0	–	–	–			
TIA[a] abs.	–	–	0	0	0	0	0	0	0	0	0	1	9	64	213*	–	–	–	–			
TIA[a] kum. %	–	–	0,0	0,0	0,0	0,0	0,0	0,0	0,0	0,0	0,0	0,3	3,5	25,8	100,0	–	–	–	–			
TIL[a] abs.	–	–	–	0	0	0	0	0	0	0	0	4	23	169	82	9*	–	–	–			
TIL[a] kum. %	–	–	–	0,0	0,0	0,0	0,0	0,0	0,0	0,0	0,0	1,4	9,4	68,3	96,9	100,0	–	–	–			
SXT[b] abs.	–	0	20	46	16	23	13	3	0	0	0	0	0	166*	–	–	–	–	–	42,2		57,8
SXT[b] kum. %	–	0,0	7,0	23,0	28,6	36,6	41,1	42,2	42,2	42,2	42,2	42,2	42,2	100,0	–	–	–	–	–			

[a] kein Grenzwert verfügbar
[b] humanadaptierter Grenzwert aus Tabelle 2B des Dokuments VET01-S2
[c] humanmedizinischer EUCAST-Grenzwert
* Anzahl Stämme, deren MHK größer als die höchste getestete Konzentration ist
S [%]: Prozent empfindliche Stämme; **I [%]**: Prozent intermediäre Stämme; **R [%]**: Prozent resistente Stämme; **abs.**: absolut; **kum. %**: kumulativ in %; **Querstrich**: Konzentration nicht getestet

Tab. 40 Verteilung der MHK der vom Milchrind isolierten *Escherichia-coli*-Stämme (N = 323), Indikation: Mastitis (2012)

AW	MHK [mg/L]	0,008	0,015	0,03	0,06	0,12	0,25	0,5	1	2	4	8	16	32	64	128	256	512	1.024	>1.024	S [%]	I [%]	R [%]
AMC[b]	abs.	–	–	0	0	0	0	0	14	80	152	62	7	7	0	1*	–	–	–	–	95,4	2,2	2,5
	kum. %	–	–	0,0	0,0	0,0	0,0	0,0	4,3	29,1	76,2	95,4	97,5	99,7	99,7	100,0	–	–	–	–			
AMP[b]	abs.	–	–	0	0	0	0	0	16	102	132	17	1	1	0	54*	–	–	–	–	82,7	0,3	17,0
	kum. %	–	–	0,0	0,0	0,0	0,0	0,0	5,0	36,5	77,4	82,7	83,0	83,3	83,3	100,0	–	–	–	–			
APR[a]	abs.	–	–	0	1	0	0	0	0	6	185	114	5	0	1	1*	–	–	–	–			
	kum. %	–	–	0,0	0,3	0,3	0,3	0,3	0,3	2,2	61,3	97,8	99,4	99,4	99,7	100,0	–	–	–	–			
CPZ[a]	abs.	–	–	–	7	115	134	12	10	11	1	1	2	1	30*	–	–	–	–	–			
	kum. %	–	–	–	2,2	37,7	79,0	82,7	85,8	89,2	89,5	89,8	90,4	90,7	100,0	–	–	–	–	–			
CTX[a]	abs.	–	4	80	176	26	3	0	1	0	1	2	3	1	27*	–	–	–	–	–			
	kum. %	–	1,2	25,9	80,2	88,3	89,2	89,2	89,5	89,5	89,8	90,4	91,4	91,7	100,0	–	–	–	–	–			
CQN[a]	abs.	–	0	102	166	15	2	1	2	2	0	2	1	3	27*	–	–	–	–	–			
	kum. %	–	0,0	31,6	83,0	87,6	88,2	88,5	89,2	89,8	89,8	90,4	90,7	91,6	100,0	–	–	–	–	–			
XNL	abs.	–	–	0	5	47	155	79	6	0	2	1	0	0	1	27*	–	–	–	–	91,0	0,3	8,7
	kum. %	–	–	0,0	1,5	16,1	64,1	88,5	90,4	90,4	91,0	91,3	91,3	91,3	91,6	100,0	–	–	–	–			
CHL[b]	abs.	–	–	–	–	–	–	0	0	6	80	199	21	0	0	2	8	7*	–	–	88,2	6,5	5,3
	kum. %	–	–	–	–	–	–	0,0	0,0	1,9	26,6	88,2	94,7	94,7	94,7	95,4	97,8	100,0	–	–			
CIP[c]	abs.	16	248	39	1	1	4	1	1	0	0	1	3	8*	–	–	–	–	–	–	96,0		4,0
	kum. %	5,0	81,7	93,8	94,1	94,4	95,7	96,0	96,3	96,3	96,3	96,6	97,5	100,0	–	–	–	–	–	–			
COL[a]	abs.	–	–	0	0	0	1	98	219	3	0	0	0	2*	–	–	–	–	–	–			
	kum. %	–	–	0,0	0,0	0,0	0,3	30,7	98,5	99,4	99,4	99,4	99,4	100,0	–	–	–	–	–	–			
DOX[a]	abs.	–	–	–	0	0	1	10	61	193	24	6	10	10	8	0	–	–	–	–			
	kum. %	–	–	–	0,0	0,0	0,3	3,4	22,3	82,0	89,5	91,3	94,4	97,5	100,0	100,0	–	–	–	–			
ENR[a]	abs.	0	26	222	54	3	1	4	0	0	0	0	2	11*	–	–	–	–	–	–			
	kum. %	0,0	8,0	76,8	93,5	94,4	94,7	96,0	96,0	96,0	96,0	96,0	96,6	100,0	–	–	–	–	–	–			
FFN[a]	abs.	–	–	–	–	0	1	0	0	5	106	188	14	1	1	4	3	–	–	–			
	kum. %	–	–	–	–	0,0	0,3	0,3	0,3	1,9	34,7	92,9	97,2	97,5	97,8	99,1	100,0	100,0	–	–			
GEN[b]	abs.	–	–	–	–	0	5	189	107	14	2	1	2	1	1	0	1	–	–	–	98,1	0,3	1,5
	kum. %	–	–	–	–	0,0	1,5	60,1	93,2	97,5	98,1	98,5	99,1	99,4	99,7	99,7	100,0	–	–	–			
IPM[b]	abs.	–	0	0	5	188	106	8	3	0	0	1	0	0	–	–	–	–	–	–	99,7	0,0	0,3
	kum. %	–	0,0	0,0	1,6	62,1	96,1	98,7	99,7	99,7	99,7	100,0	100,0	100,0	–	–	–	–	–	–			
MAR[a]	abs.	1	103	190	9	3	1	3	1	0	0	3	7	2*	–	–	–	–	–	–			
	kum. %	0,3	32,2	91,0	93,8	94,7	95,0	96,0	96,3	96,3	96,3	97,2	99,4	100,0	–	–	–	–	–	–			

Tab. 40 Fortsetzung

AW	MHK [mg/L]																		S [%]	I [%]	R [%]
		0,008	0,015	0,03	0,06	0,12	0,25	0,5	1	2	4	8	16	32	64	128	256	512	1.024	>1.024			
NAL[a]	abs.	–	–	–	0	0	0	0	4	166	131	2	0	0	1	3	16*	–	–	–			
	kum. %	–	–	–	0,0	0,0	0,0	0,0	1,2	52,6	93,2	93,8	93,8	93,8	94,1	95,0	100,0	–	–	–			
PEN[a]	abs.	–	0	0	0	0	0	0	0	0	2	3	53	174	91*	–	–	–	–	–			
	kum. %	–	0,0	0,0	0,0	0,0	0,0	0,0	0,0	0,0	0,6	1,5	18,0	71,8	100,0	–	–	–	–	–			
SPI[a]	abs.	–	–	–	0	0	0	0	0	1	0	0	0	1	11	160	150*	–	–	–			
	kum. %	–	–	–	0,0	0,0	0,0	0,0	0,0	0,3	0,3	0,3	0,3	0,6	4,0	53,6	100,0	–	–	–			
SUL[b]	abs.	–	–	–	–	–	–	0	0	3	3	28	71	90	49	7	1	1	2	50*	1,0		79,0
	kum. %	–	–	–	–	–	–	0,0	0,0	1,0	2,0	11,1	34,4	63,9	80,0	82,3	82,6	83,0	83,6	100,0			
TET[b]	abs.	–	–	–	–	0	0	7	96	179	5	2	0	0	9	15	10	–	–	–	88,9	0,6	10,5
	kum. %	–	–	–	–	0,0	0,0	2,2	31,9	87,3	88,9	89,5	89,5	89,5	92,3	96,9	100,0	–	–	–			
TIA[a]	abs.	–	–	0	0	1	0	0	0	0	0	1	0	14	94	213*	–	–	–	–			
	kum. %	–	–	0,0	0,0	0,3	0,3	0,3	0,3	0,3	0,3	0,6	0,6	5,0	34,1	100,0	–	–	–	–			
TIL[a]	abs.	–	–	–	0	0	0	0	1	0	0	0	1	36	219	61	5*	–	–	–			
	kum. %	–	–	–	0,0	0,0	0,0	0,0	0,3	0,3	0,3	0,3	0,6	11,8	79,6	98,5	100,0	–	–	–			
SXT[b]	abs.	–	2	58	177	45	9	7	0	1	0	0	0	0	24*	–	–	–	–	–	92,6		7,4
	kum. %	–	0,6	18,6	73,4	87,3	90,1	92,3	92,3	92,6	92,6	92,6	92,6	92,6	100,0	–	–	–	–	–			

[a] kein Grenzwert verfügbar
[b] humanadaptierter Grenzwert aus Tabelle 2B des Dokuments VET01-S2
[c] humanmedizinischer EUCAST-Grenzwert
* Anzahl Stämme, deren MHK größer als die höchste getestete Konzentration ist
S [%]: Prozent empfindliche Stämme; **I [%]**: Prozent intermediäre Stämme; **R [%]**: Prozent resistente Stämme; **abs.**: absolut; **kum. %**: kumulativ in %; **Querstrich**: Konzentration nicht getestet

Tab. 41 Verteilung der MHK der vom Ferkel isolierten *Escherichia-coli*-Stämme (N = 183), Indikation: gastrointestinale Erkrankungen (2011)

AW	MHK [mg/L]	0,008	0,015	0,03	0,06	0,12	0,25	0,5	1	2	4	8	16	32	64	128	256	512	1.024	>1.024	S [%]	I [%]	R [%]
AMC[b]	abs.	–	–	0	0	0	0	0	2	23	30	97	27	3	1	–	–	–	–	–	83,1	14,8	2,2
	kum. %	–	–	0,0	0,0	0,0	0,0	0,0	1,1	13,7	30,1	83,1	97,8	99,5	100,0	–	–	–	–	–			
AMP[b]	abs.	–	–	0	0	0	0	0	3	27	15	0	0	1	0	137*	–	–	–	–	24,6	0,0	75,4
	kum. %	–	–	0,0	0,0	0,0	0,0	0,0	1,6	16,4	24,6	24,6	24,6	25,1	25,1	100,0	–	–	–	–			
APR[a]	abs.	–	–	0	0	0	0	0	0	22	89	26	1	0	0	15*	–	–	–	–			
	kum. %	–	–	0,0	0,0	0,0	0,0	0,0	0,0	14,4	72,5	89,5	90,2	90,2	90,2	100,0	–	–	–	–			
CPZ[a]	abs.	–	–	–	3	22	20	11	27	34	27	13	10	8	8*	–	–	–	–	–			
	kum. %	–	–	–	1,6	13,7	24,6	30,6	45,4	63,9	78,7	85,8	91,3	95,6	100,0	–	–	–	–	–			
CTX[a]	abs.	–	2	54	107	9	1	0	0	2	0	1	0	0	7*	–	–	–	–	–			
	kum. %	–	1,1	30,6	89,1	94,0	94,5	94,5	94,5	95,6	95,6	96,2	96,2	96,2	100,0	–	–	–	–	–			
CQN[a]	abs.	–	0	30	117	25	2	2	0	0	0	0	0	1	6*	–	–	–	–	–			
	kum. %	–	0,0	16,4	80,3	94,0	95,1	96,2	96,2	96,2	96,2	96,2	96,2	96,7	100,0	–	–	–	–	–			
XNL[a]	abs.	–	–	0	2	14	120	36	2	0	0	1	0	0	0	7*	–	–	–	–			
	kum. %	–	–	0,0	1,1	8,8	74,7	94,5	95,6	95,6	95,6	96,2	96,2	96,2	96,2	100,0	–	–	–	–			
CHL[b]	abs.	–	–	–	–	–	–	0	0	8	81	34	0	18	9	9	19	5*	–	–	67,2	0,0	32,8
	kum. %	–	–	–	–	–	–	0,0	0,0	4,4	48,6	67,2	67,2	77,0	82,0	86,9	97,3	100,0	–	–			
CEF[b]	abs.	–	–	–	0	0	0	0	0	0	7	31	52	18	1	0	9*	–	–	–	32,2	44,1	23,7
	kum. %	–	–	–	0,0	0,0	0,0	0,0	0,0	0,0	5,9	32,2	76,3	91,5	92,4	92,4	100,0	–	–	–			
COL[a]	abs.	–	–	0	0	0	1	97	38	1	6	24	16	–	–	–	–	–	–	–			
	kum. %	–	–	0,0	0,0	0,0	0,5	53,6	74,3	74,9	78,1	91,3	100,0	–	–	–	–	–	–	–			
DOX[a]	abs.	–	–	–	0	0	0	4	18	16	5	30	65	36	9	0	–	–	–	–			
	kum. %	–	–	–	0,0	0,0	0,0	2,2	12,0	20,8	23,5	39,9	75,4	95,1	100,0	100,0	–	–	–	–			
ENR[a]	abs.	5	44	73	22	4	13	13	3	2	0	0	2	2	–	–	–	–	–	–			
	kum. %	2,7	26,8	66,7	78,7	80,9	88,0	95,1	96,7	97,8	97,8	97,8	98,9	100,0	–	–	–	–	–	–			
FFN[a]	abs.	–	–	–	0	0	0	4	29	86	53	4	0	2	3	2	–	–	–	–			
	kum. %	–	–	–	0,0	0,0	0,0	2,2	18,0	65,0	94,0	96,2	96,2	97,3	98,9	100,0	–	–	–	–			
GEN[b]	abs.	–	–	–	0	6	80	66	7	0	4	9	8	1	1	1	–	–	–	–	86,9	2,2	10,9
	kum. %	–	–	–	0,0	3,3	47,0	83,1	86,9	86,9	89,1	94,0	98,4	98,9	99,5	100,0	–	–	–	–			
IPM[b]	abs.	–	0	1	13	103	60	5	0	0	0	0	0	–	–	–	–	–	–	–	100,0	0,0	0,0
	kum. %	–	0,0	0,5	7,7	64,3	97,3	100,0	100,0	100,0	100,0	100,0	100,0	–	–	–	–	–	–	–			
TIA[a]	abs.	–	–	0	0	0	0	0	0	0	0	0	13	32	86	52*	–	–	–	–			
	kum. %	–	–	0,0	0,0	0,0	0,0	0,0	0,0	0,0	0,0	0,0	7,1	24,6	71,6	100,0	–	–	–	–			

Tab. 41 Fortsetzung

AW	MHK [mg/L]																		S [%]	I [%]	R [%]
		0,008	0,015	0,03	0,06	0,12	0,25	0,5	1	2	4	8	16	32	64	128	256	512	1.024	>1.024			
NAL[a]	abs.	–	–	–	0	0	0	5	42	86	11	3	2	1	8	15	10*	–	–	–			
	kum. %	–	–	–	0,0	0,0	0,0	2,7	25,7	72,7	78,7	80,3	81,4	82,0	86,3	94,5	100,0	–	–	–			
PEN[a]	abs.	–	0	0	0	0	0	0	0	0	0	1	13	29	140*	–	–	–	–	–			
	kum. %	–	0,0	0,0	0,0	0,0	0,0	0,0	0,0	0,0	0,0	0,5	7,7	23,5	100,0	–	–	–	–	–			
SPI[a]	abs.	–	–	–	0	0	0	0	0	0	0	0	1	7	18	93	64*	–	–	–			
	kum. %	–	–	–	0,0	0,0	0,0	0,0	0,0	0,0	0,0	0,0	0,5	4,4	14,2	65,0	100,0	–	–	–			
SUL[b]	abs.	–	–	–	–	–	–	0	0	0	3	14	13	5	0	0	0	0	1	116*	23,0		77,0
	kum. %	–	–	–	–	–	–	0,0	0,0	0,0	2,0	11,2	19,7	23,0	23,0	23,0	23,0	23,0	23,7	100,0			
TET[b]	abs.	–	–	–	–	0	0	0	27	11	0	0	0	0	54	80	11	–	–	–	20,8	0,0	79,2
	kum. %	–	–	–	–	0,0	0,0	0,0	14,8	20,8	20,8	20,8	20,8	20,8	50,3	94,0	100,0	–	–	–			
TIA[a]	abs.	–	–	0	0	0	0	0	0	0	0	0	13	32	86	52*	–	–	–	–			
	kum. %	–	–	0,0	0,0	0,0	0,0	0,0	0,0	0,0	0,0	0,0	7,1	24,6	71,6	100,0	–	–	–	–			
TIL[a]	abs.	–	–	–	0	0	0	0	0	0	0	1	5	52	95	24	6*	–	–	–			
	kum. %	–	–	–	0,0	0,0	0,0	0,0	0,0	0,0	0,0	0,5	3,3	31,7	83,6	96,7	100,0	–	–	–			
SXT[b]	abs.	–	1	17	26	16	10	4	1	0	1	0	0	0	107*	–	–	–	–	–	41,0		59,0
	kum. %	–	0,5	9,8	24,0	32,8	38,3	40,4	41,0	41,0	41,5	41,5	41,5	41,5	100,0	–	–	–	–	–			

[a] kein Grenzwert verfügbar
[b] humanadaptierter Grenzwert aus Tabelle 2B des Dokuments VET01-S2
[c] humanmedizinischer EUCAST-Grenzwert
* Anzahl Stämme, deren MHK größer als die höchste getestete Konzentration ist
S [%]: Prozent empfindliche Stämme; **I [%]**: Prozent intermediäre Stämme; **R [%]**: Prozent resistente Stämme; **abs.**: absolut; **kum. %**: kumulativ in %; **Querstrich**: Konzentration nicht getestet

Tab. 42 Verteilung der MHK der vom Ferkel isolierten *Escherichia-coli*-Stämme (N = 150), Indikation: gastrointestinale Erkrankungen (2012)

AW		MHK [mg/L]																		S [%]	I [%]	R [%]
		0,008	0,015	0,03	0,06	0,12	0,25	0,5	1	2	4	8	16	32	64	128	256	512	1.024	>1.024			
AMC[b]	abs.	–	–	0	0	0	0	0	0	11	37	93	7	2	0	–	–	–	–	–	94,0	4,7	1,3
	kum. %	–	–	0,0	0,0	0,0	0,0	0,0	0,0	7,3	32,0	94,0	98,7	100,0	100,0	–	–	–	–	–			
AMP[b]	abs.	–	–	0	0	0	0	0	4	14	20	1	0	0	1	110*	–	–	–	–	26,0	0,0	74,0
	kum. %	–	–	0,0	0,0	0,0	0,0	0,0	2,7	12,0	25,3	26,0	26,0	26,0	26,7	100,0	–	–	–	–			
APR[a]	abs.	–	–	0	0	0	0	0	0	11	88	35	2	0	0	12*	–	–	–	–			
	kum. %	–	–	0,0	0,0	0,0	0,0	0,0	0,0	7,4	66,9	90,5	91,9	91,9	91,9	100,0	–	–	–	–			
CPZ[a]	abs.	–	–	–	1	18	19	10	20	24	19	10	4	8	17*	–	–	–	–	–			
	kum. %	–	–	–	0,7	12,7	25,3	32,0	45,3	61,3	74,0	80,7	83,3	88,7	100,0	–	–	–	–	–			
CTX[a]	abs.	–	1	27	92	12	2	1	0	0	0	0	0	0	15*	–	–	–	–			
	kum. %	–	0,7	18,7	80,0	88,0	89,3	90,0	90,0	90,0	90,0	90,0	90,0	90,0	100,0	–	–	–	–			
CQN[a]	abs.	–	0	21	81	28	4	1	0	0	0	0	0	0	15*	–	–	–	–			
	kum. %	–	0,0	14,0	68,0	86,7	89,3	90,0	90,0	90,0	90,0	90,0	90,0	90,0	100,0	–	–	–	–			
XNL[a]	abs.	–	–	1	0	14	86	31	3	0	0	0	0	0	0	15*	–	–	–			
	kum. %	–	–	0,7	0,7	10,0	67,3	88,0	90,0	90,0	90,0	90,0	90,0	90,0	90,0	100,0	–	–	–			
CHL[b]	abs.	–	–	–	–	–	–	0	0	2	62	50	2	3	11	6	10	4*	–	–	76,0	1,3	22,7
	kum. %	–	–	–	–	–	–	0,0	0,0	1,3	42,7	76,0	77,3	79,3	86,7	90,7	97,3	100,0	–	–			
CIP[c]	abs.	9	88	12	2	5	14	3	0	1	1	3	5	7*	–	–	–	–	–	–	88,7		11,3
	kum. %	6,0	64,7	72,7	74,0	77,3	86,7	88,7	88,7	89,3	90,0	92,0	95,3	100,0	–	–	–	–	–	–			
COL[a]	abs.	–	–	0	0	0	0	33	84	1	4	17	11	–	–	–	–	–	–	–			
	kum. %	–	–	0,0	0,0	0,0	0,0	22,0	78,0	78,7	81,3	92,7	100,0	–	–	–	–	–	–	–			
DOX[a]	abs.	–	–	–	0	0	0	0	11	27	5	15	41	34	14	3	–	–	–	–			
	kum. %	–	–	–	0,0	0,0	0,0	0,0	7,3	25,3	28,7	38,7	66,0	88,7	98,0	100,0	–	–	–	–			
ENR[a]	abs.	1	33	58	18	1	10	10	2	0	1	1	6	9*	–	–	–	–	–	–			
	kum. %	0,7	22,7	61,3	73,3	74,0	80,7	87,3	88,7	88,7	89,3	90,0	94,0	100,0	–	–	–	–	–	–			
FFN[a]	abs.	–	–	–	–	0	0	0	0	14	62	61	6	0	0	3	3	1*	–	–			
	kum. %	–	–	–	–	0,0	0,0	0,0	0,0	9,3	50,7	91,3	95,3	95,3	95,3	97,3	99,3	100,0	–	–			
GEN[b]	abs.	–	–	–	–	0	17	76	34	2	0	4	6	5	2	2	1	1*	–	–	86,0	2,7	11,3
	kum. %	–	–	–	–	0,0	11,3	62,0	84,7	86,0	86,0	88,7	92,7	96,0	97,3	98,7	99,3	100,0	–	–			
IPM[b]	abs.	–	0	1	2	77	59	10	1	0	0	0	0	0	–	–	–	–	–	–	100,0	0,0	0,0
	kum. %	–	0,0	0,7	2,0	53,3	92,7	99,3	100,0	100,0	100,0	100,0	100,0	100,0	–	–	–	–	–	–			
MAR[a]	abs.	0	50	56	4	3	12	8	0	0	3	7	5	2*	–	–	–	–	–	–			
	kum. %	0,0	33,3	70,7	73,3	75,3	83,3	88,7	88,7	88,7	90,7	95,3	98,7	100,0	–	–	–	–	–	–			

Tab. 42 Fortsetzung

AW	MHK [mg/L]																		S [%]	I [%]	R [%]
	0,008	0,015	0,03	0,06	0,12	0,25	0,5	1	2	4	8	16	32	64	128	256	512	1.024	>1.024			
NAL[a] abs.	–	–	–	0	0	0	0	21	72	17	1	0	2	7	11	19*	–	–	–			
NAL[a] kum. %	–	–	–	0,0	0,0	0,0	0,0	14,0	62,0	73,3	74,0	74,0	75,3	80,0	87,3	100,0	–	–	–			
PEN[a] abs.	–	0	0	0	0	0	0	0	0	0	1	7	23	119*	–	–	–	–	–			
PEN[a] kum. %	–	0,0	0,0	0,0	0,0	0,0	0,0	0,0	0,0	0,0	0,7	5,3	20,7	100,0	–	–	–	–	–			
SPI[a] abs.	–	–	–	0	0	0	0	0	0	0	0	0	2	16	75	57*	–	–	–			
SPI[a] kum. %	–	–	–	0,0	0,0	0,0	0,0	0,0	0,0	0,0	0,0	0,0	1,3	12,0	62,0	100,0	–	–	–			
SUL[b] abs.	–	–	–	–	–	–	0	0	0	2	6	14	13	4	2	0	0	0	107*	27,7		72,3
SUL[b] kum. %	–	–	–	–	–	–	0,0	0,0	0,0	1,4	5,4	14,9	23,6	26,4	27,7	27,7	27,7	27,7	100,0			
TET[b] abs.	–	–	–	–	0	0	0	20	19	1	1	0	0	26	55	28	–	–	–	26,7	0,7	72,7
TET[b] kum. %	–	–	–	–	0,0	0,0	0,0	13,3	26,0	26,7	27,3	27,3	27,3	44,7	81,3	100,0	–	–	–			
TIA[a] abs.	–	–	0	0	0	0	0	0	0	0	0	7	18	71	54*	–	–	–	–			
TIA[a] kum. %	–	–	0,0	0,0	0,0	0,0	0,0	0,0	0,0	0,0	0,0	4,7	16,7	64,0	100,0	–	–	–	–			
TIL[a] abs.	–	–	–	0	0	0	0	0	0	0	0	0	24	93	29	4*	–	–	–			
TIL[a] kum. %	–	–	–	0,0	0,0	0,0	0,0	0,0	0,0	0,0	0,0	0,0	16,0	78,0	97,3	100,0	–	–	–			
SXT[b] abs.	–	0	13	21	12	12	3	2	3	0	0	0	0	84*	–	–	–	–	–	44,0		56,0
SXT[b] kum. %	–	0,0	8,7	22,7	30,7	38,7	40,7	42,0	44,0	44,0	44,0	44,0	44,0	100,0	–	–	–	–	–			

[a] kein Grenzwert verfügbar
[b] humanadaptierter Grenzwert aus Tabelle 2B des Dokuments VET01-S2
[c] humanmedizinischer EUCAST-Grenzwert
* Anzahl Stämme, deren MHK größer als die höchste getestete Konzentration ist
S [%]: Prozent empfindliche Stämme; **I [%]**: Prozent intermediäre Stämme; **R [%]**: Prozent resistente Stämme; **abs.**: absolut; **kum. %**: kumulativ in %; **Querstrich**: Konzentration nicht getestet

Tab. 43 Verteilung der MHK der vom Läufer isolierten *Escherichia-coli*-Stämme (N = 28), Indikation: gastrointestinale Erkrankungen (2011)

AW		MHK [mg/L]																		S [%]	I [%]	R [%]
		0,008	0,015	0,03	0,06	0,12	0,25	0,5	1	2	4	8	16	32	64	128	256	512	1.024	>1.024			
AMC[b]	abs.	–	–	0	0	0	0	0	1	2	1	0	0	0	0	24*	–	–	–	–	14,3	0,0	85,7
	kum. %	–	–	0,0	0,0	0,0	0,0	0,0	3,6	10,7	14,3	14,3	14,3	14,3	14,3	100,0	–	–	–	–			
AMP[b]	abs.	–	–	0	0	0	0	0	1	1	5	18	3	0	0	–	–	–	–	–	89,3	10,7	0,0
	kum. %	–	–	0,0	0,0	0,0	0,0	0,0	3,6	7,1	25,0	89,3	100,0	100,0	100,0	–	–	–	–	–			
APR[a]	abs.	–	–	0	0	0	0	0	0	5	14	3	1	0	0	1*	–	–	–	–			
	kum. %	–	–	0,0	0,0	0,0	0,0	0,0	0,0	20,8	79,2	91,7	95,8	95,8	95,8	100,0	–	–	–	–			
CPZ[a]	abs.	–	–	–	0	1	3	3	5	8	2	3	0	0	3*	–	–	–	–	–			
	kum. %	–	–	–	0,0	3,6	14,3	25,0	42,9	71,4	78,6	89,3	89,3	89,3	100,0	–	–	–	–	–			
CTX[a]	abs.	–	0	10	14	1	0	0	0	0	0	0	0	3	–	–	–	–	–	–			
	kum. %	–	0,0	35,7	85,7	89,3	89,3	89,3	89,3	89,3	89,3	89,3	89,3	100,0	–	–	–	–	–	–			
CQN[a]	abs.	–	0	7	14	4	0	0	0	0	0	0	0	1	2*	–	–	–	–			
	kum. %	–	0,0	25,0	75,0	89,3	89,3	89,3	89,3	89,3	89,3	89,3	89,3	92,9	100,0	–	–	–	–	–			
XNL[a]	abs.	–	–	0	0	6	17	2	0	0	0	0	0	0	1	2*	–	–	–	–			
	kum. %	–	–	0,0	0,0	21,4	82,1	89,3	89,3	89,3	89,3	89,3	89,3	89,3	92,9	100,0	–	–	–	–			
CHL[b]	abs.	–	–	–	–	–	–	0	0	0	19	5	0	2	1	0	0	1*	–	–	85,7	0,0	14,3
	kum. %	–	–	–	–	–	–	0,0	0,0	0,0	67,9	85,7	85,7	92,9	96,4	96,4	96,4	100,0	–	–			
CEF[b]	abs.	–	–	–	0	0	0	0	0	0	2	6	9	2	0	0	3*	–	–	–	36,4	40,9	22,7
	kum. %	–	–	–	0,0	0,0	0,0	0,0	0,0	0,0	9,1	36,4	77,3	86,4	86,4	86,4	100,0	–	–	–			
COL[a]	abs.	–	–	0	0	0	0	13	11	0	0	1	3	–	–	–	–	–	–	–			
	kum. %	–	–	0,0	0,0	0,0	0,0	46,4	85,7	85,7	85,7	89,3	100,0	–	–	–	–	–	–	–			
DOX[a]	abs.	–	–	0	0	0	0	0	0	4	0	9	9	6	0	0	–	–	–	–			
	kum. %	–	–	0,0	0,0	0,0	0,0	0,0	0,0	14,3	14,3	46,4	78,6	100,0	100,0	100,0	–	–	–	–			
ENR[a]	abs.	0	11	12	2	0	0	0	1	1	0	0	1	–	–	–	–	–	–	–			
	kum. %	0,0	39,3	82,1	89,3	89,3	89,3	89,3	92,9	96,4	96,4	96,4	100,0	–	–	–	–	–	–	–			
FFN[a]	abs.	–	–	–	0	0	0	0	0	3	19	5	1	0	0	0	0	–	–	–			
	kum. %	–	–	–	0,0	0,0	0,0	0,0	0,0	10,7	78,6	96,4	100,0	100,0	100,0	100,0	100,0	–	–	–			
GEN[b]	abs.	–	–	–	0	0	13	12	2	0	0	0	1	0	0	0	–	–	–	–	96,4	0,0	3,6
	kum. %	–	–	–	0,0	0,0	46,4	89,3	96,4	96,4	96,4	96,4	100,0	100,0	100,0	100,0	–	–	–	–			
IPM[b]	abs.	–	0	0	2	15	10	1	0	0	0	0	0	0	–	–	–	–	–	–	100,0	0,0	0,0
	kum. %	–	0,0	0,0	7,1	60,7	96,4	100,0	100,0	100,0	100,0	100,0	100,0	100,0	–	–	–	–	–	–			
TIA[a]	abs.	–	–	0	0	0	0	0	0	0	0	0	0	5	16	7*	–	–	–	–			
	kum. %	–	–	0,0	0,0	0,0	0,0	0,0	0,0	0,0	0,0	0,0	0,0	17,9	75,0	100,0	–	–	–	–			

Tab. 43 Fortsetzung

AW	MHK [mg/L]	0,008	0,015	0,03	0,06	0,12	0,25	0,5	1	2	4	8	16	32	64	128	256	512	1.024	>1.024	S [%]	I [%]	R [%]
NAL[a]	abs.	–	–	–	0	0	0	0	5	19	1	0	0	0	0	1	2*	–	–	–			
	kum. %	–	–	–	0,0	0,0	0,0	0,0	17,9	85,7	89,3	89,3	89,3	89,3	89,3	92,9	100,0	–	–	–			
PEN[a]	abs.	–	0	0	0	0	0	0	0	0	0	0	2	2	24*	–	–	–	–	–			
	kum. %	–	0,0	0,0	0,0	0,0	0,0	0,0	0,0	0,0	0,0	0,0	7,1	14,3	100,0	–	–	–	–	–			
SPI[a]	abs.	–	–	–	0	0	0	0	0	0	0	0	1	0	1	16	10*	–	–	–			
	kum. %	–	–	–	0,0	0,0	0,0	0,0	0,0	0,0	0,0	0,0	3,6	3,6	7,1	64,3	100,0	–	–	–			
SUL[b]	abs.	–	–	–	–	–	–	0	0	0	0	2	2	0	0	0	0	0	0	20*	16,7		83,3
	kum. %	–	–	–	–	–	–	0,0	0,0	0,0	0,0	8,3	16,7	16,7	16,7	16,7	16,7	16,7	16,7	100,0			
TET[b]	abs.	–	–	–	–	0	0	0	1	3	0	0	0	0	14	8	2	–	–	–	14,3	0,0	85,7
	kum. %	–	–	–	–	0,0	0,0	0,0	3,6	14,3	14,3	14,3	14,3	14,3	64,3	92,9	100,0	–	–	–			
TIA[a]	abs.	–	–	0	0	0	0	0	0	0	0	0	0	5	16	7*	–	–	–	–			
	kum. %	–	–	0,0	0,0	0,0	0,0	0,0	0,0	0,0	0,0	0,0	0,0	17,9	75,0	100,0	–	–	–	–			
TIL[a]	abs.	–	–	–	0	0	0	0	0	0	0	0	2	7	14	4	1*	–	–	–			
	kum. %	–	–	–	0,0	0,0	0,0	0,0	0,0	0,0	0,0	0,0	7,1	32,1	82,1	96,4	100,0	–	–	–			
SXT[b]	abs.	–	0	3	0	2	3	1	0	0	0	0	0	0	19*	–	–	–	–	–	32,1		67,9
	kum. %	–	0,0	10,7	10,7	17,9	28,6	32,1	32,1	32,1	32,1	32,1	32,1	32,1	100,0	–	–	–	–	–			

[a] kein Grenzwert verfügbar
[b] humanadaptierter Grenzwert aus Tabelle 2B des Dokuments VET01-S2
[c] humanmedizinischer EUCAST-Grenzwert
* Anzahl Stämme, deren MHK größer als die höchste getestete Konzentration ist
S [%]: Prozent empfindliche Stämme; **I [%]**: Prozent intermediäre Stämme; **R [%]**: Prozent resistente Stämme; **abs.**: absolut; **kum. %**: kumulativ in %; **Querstrich**: Konzentration nicht getestet

Tab. 44 Verteilung der MHK der vom Läufer isolierten *Escherichia-coli*-Stämme (N = 42), Indikation: gastrointestinale Erkrankungen (2012)

AW	MHK [mg/L]																		S [%]	I [%]	R [%]
	0,008	0,015	0,03	0,06	0,12	0,25	0,5	1	2	4	8	16	32	64	128	256	512	1.024	>1.024			
AMC[b] abs.	–	–	0	0	0	0	0	0	6	11	19	6	0	0	–	–	–	–	–	85,7	14,3	0,0
AMC[b] kum. %	–	–	0,0	0,0	0,0	0,0	0,0	0,0	14,3	40,5	85,7	100,0	100,0	100,0	–	–	–	–	–			
AMP[b] abs.	–	–	0	0	0	0	0	1	7	5	1	0	0	1	27*	–	–	–	–	33,3	0,0	66,7
AMP[b] kum. %	–	–	0,0	0,0	0,0	0,0	0,0	2,4	19,0	31,0	33,3	33,3	33,3	35,7	100,0	–	–	–	–			
APR[a] abs.	–	–	0	0	0	0	0	0	5	31	4	0	0	0	2*	–	–	–	–			
APR[a] kum. %	–	–	0,0	0,0	0,0	0,0	0,0	0,0	11,9	85,7	95,2	95,2	95,2	95,2	100,0	–	–	–	–			
CPZ[a] abs.	–	–	–	0	10	3	3	4	10	2	5	0	2	3*	–	–	–	–	–			
CPZ[a] kum. %	–	–	–	0,0	23,8	31,0	38,1	47,6	71,4	76,2	88,1	88,1	92,9	100,0	–	–	–	–	–			
CTX[a] abs.	–	0	3	33	4	0	0	0	0	0	0	0	0	2*	–	–	–	–	–			
CTX[a] kum. %	–	0,0	7,1	85,7	95,2	95,2	95,2	95,2	95,2	95,2	95,2	95,2	95,2	100,0	–	–	–	–	–			
CQN[a] abs.	–	0	5	24	11	0	0	0	0	0	0	0	0	2*	–	–	–	–	–			
CQN[a] kum. %	–	0,0	11,9	69,0	95,2	95,2	95,2	95,2	95,2	95,2	95,2	95,2	95,2	100,0	–	–	–	–	–			
XNL[a] abs.	–	–	0	0	0	28	11	1	0	0	0	0	0	0	2*	–	–	–	–			
XNL[a] kum. %	–	–	0,0	0,0	0,0	66,7	92,9	95,2	95,2	95,2	95,2	95,2	95,2	95,2	100,0	–	–	–	–			
CHL[b] abs.	–	–	–	–	–	–	0	0	3	17	15	2	2	0	0	3	–	–	–	83,3	4,8	11,9
CHL[b] kum. %	–	–	–	–	–	–	0,0	0,0	7,1	47,6	83,3	88,1	92,9	92,9	92,9	100,0	–	–	–			
CIP[c] abs.	5	26	6	0	1	1	2	0	0	0	0	1	–	–	–	–	–	–	–	97,6		2,4
CIP[c] kum. %	11,9	73,8	88,1	88,1	90,5	92,9	97,6	97,6	97,6	97,6	97,6	100,0	–	–	–	–	–	–	–			
COL[a] abs.	–	–	0	0	0	0	18	18	0	1	4	1	–	–	–	–	–	–	–			
COL[a] kum. %	–	–	0,0	0,0	0,0	0,0	42,9	85,7	85,7	88,1	97,6	100,0	–	–	–	–	–	–	–			
DOX[a] abs.	–	–	–	0	0	1	1	5	4	1	4	15	9	2	0	–	–	–	–			
DOX[a] kum. %	–	–	–	0,0	0,0	2,4	4,8	16,7	26,2	28,6	38,1	73,8	95,2	100,0	100,0	–	–	–	–			
ENR[a] abs.	0	12	22	3	0	2	1	1	0	0	0	0	1*	–	–	–	–	–	–			
ENR[a] kum. %	0,0	28,6	81,0	88,1	88,1	92,9	95,2	97,6	97,6	97,6	97,6	97,6	100,0	–	–	–	–	–	–			
FFN[a] abs.	–	–	–	–	0	0	0	0	8	18	15	1	0	0	0	0	–	–	–			
FFN[a] kum. %	–	–	–	–	0,0	0,0	0,0	0,0	19,0	61,9	97,6	100,0	100,0	100,0	100,0	100,0	–	–	–			
GEN[b] abs.	–	–	–	–	0	6	21	10	0	0	0	1	1	1	0	2	–	–	–	88,1	0,0	11,9
GEN[b] kum. %	–	–	–	–	0,0	14,3	64,3	88,1	88,1	88,1	88,1	90,5	92,9	95,2	95,2	100,0	–	–	–			
IPM[b] abs.	–	0	0	1	23	16	2	0	0	0	0	0	0	–	–	–	–	–	–	100,0	0,0	0,0
IPM[b] kum. %	–	0,0	0,0	2,4	57,1	95,2	100,0	100,0	100,0	100,0	100,0	100,0	100,0	–	–	–	–	–	–			
MAR[a] abs.	0	18	18	1	0	3	1	0	0	0	0	1	–	–	–	–	–	–	–			
MAR[a] kum. %	0,0	42,9	85,7	88,1	88,1	95,2	97,6	97,6	97,6	97,6	97,6	100,0	–	–	–	–	–	–	–			

Tab. 44 Fortsetzung

AW	MHK [mg/L]																		S [%]	I [%]	R [%]
	0,008	0,015	0,03	0,06	0,12	0,25	0,5	1	2	4	8	16	32	64	128	256	512	1.024	>1.024			
NAL[a] abs.	–	–	–	0	0	0	0	5	25	8	0	0	0	0	1	3*	–	–	–			
NAL[a] kum. %	–	–	–	0,0	0,0	0,0	0,0	11,9	71,4	90,5	90,5	90,5	90,5	90,5	92,9	100,0	–	–	–			
PEN[a] abs.	–	0	0	0	0	0	0	0	0	0	0	6	7	29*	–	–	–	–	–			
PEN[a] kum. %	–	0,0	0,0	0,0	0,0	0,0	0,0	0,0	0,0	0,0	0,0	14,3	31,0	100,0	–	–	–	–	–			
SPI[a] abs.	–	–	–	0	0	0	0	0	0	0	0	0	0	8	20	14*	–	–	–			
SPI[a] kum. %	–	–	–	0,0	0,0	0,0	0,0	0,0	0,0	0,0	0,0	0,0	0,0	19,0	66,7	100,0	–	–	–			
SUL[b] abs.	–	–	–	–	–	–	0	0	0	0	3	7	3	3	0	0	0	0	26*	65,0		61,9
SUL[b] kum. %	–	–	–	–	–	–	0,0	0,0	0,0	0,0	7,1	23,8	31,0	38,1	38,1	38,1	38,1	38,1	100,0			
TET[b] abs.	–	–	–	–	0	0	0	5	7	0	0	0	0	7	18	5	–	–	–	28,6	0,0	71,4
TET[b] kum. %	–	–	–	–	0,0	0,0	0,0	11,9	28,6	28,6	28,6	28,6	28,6	45,2	88,1	100,0	–	–	–			
TIA[a] abs.	–	–	0	0	0	0	0	0	0	0	0	2	6	18	16*	–	–	–	–			
TIA[a] kum. %	–	–	0,0	0,0	0,0	0,0	0,0	0,0	0,0	0,0	0,0	4,8	19,0	61,9	100,0	–	–	–	–			
TIL[a] abs.	–	–	–	0	0	0	0	0	0	0	0	2	7	27	6	–	–	–	–			
TIL[a] kum. %	–	–	–	0,0	0,0	0,0	0,0	0,0	0,0	0,0	0,0	4,8	21,4	85,7	100,0	–	–	–	–			
SXT[b] abs.	–	0	4	11	5	3	1	1	1	0	0	0	0	16*	–	–	–	–	–	61,9		38,1
SXT[b] kum. %	–	0,0	9,5	35,7	47,6	54,8	57,1	59,5	61,9	61,9	61,9	61,9	61,9	100,0	–	–	–	–	–			

[a] kein Grenzwert verfügbar
[b] humanadaptierter Grenzwert aus Tabelle 2B des Dokuments VET01-S2
[c] humanmedizinischer EUCAST-Grenzwert
* Anzahl Stämme, deren MHK größer als die höchste getestete Konzentration ist
S [%]: Prozent empfindliche Stämme; **I [%]**: Prozent intermediäre Stämme; **R [%]**: Prozent resistente Stämme; **abs.**: absolut; **kum. %**: kumulativ in %; **Querstrich**: Konzentration nicht getestet

Tab. 45 Verteilung der MHK der vom Mastschwein isolierten *Escherichia-coli*-Stämme, Indikation: gastrointestinale Erkrankungen (2011)

AW	MHK [mg/L]																			S [%]	I [%]	R [%]
	0,008	0,015	0,03	0,06	0,12	0,25	0,5	1	2	4	8	16	32	64	128	256	512	1.024	>1.024			
AMC[b] abs.	–	–	0	0	0	0	1	0	4	1	0	0	0	0	15*	–	–	–	–	28,6	0,0	71,4
AMC[b] kum. %	–	–	0,0	0,0	0,0	0,0	4,8	4,8	23,8	28,6	28,6	28,6	28,6	28,6	100,0	–	–	–	–			
AMP[b] abs.	–	–	0	0	0	0	0	2	2	4	12	1	0	0	–	–	–	–	–	95,2	4,8	0,0
AMP[b] kum. %	–	–	0,0	0,0	0,0	0,0	0,0	9,5	19,0	38,1	95,2	100,0	100,0	100,0	–	–	–	–	–			
APR[a] abs.	–	–	0	0	0	0	0	0	1	10	7	1	0	0	1*	–	–	–	–			
APR[a] kum. %	–	–	0,0	0,0	0,0	0,0	0,0	0,0	5,0	55,0	90,0	95,0	95,0	95,0	100,0	–	–	–	–			
CPZ[a] abs.	–	–	–	0	3	3	0	5	6	2	1	1	0	–	–	–	–	–	–			
CPZ[a] kum. %	–	–	–	0,0	14,3	28,6	28,6	52,4	81,0	90,5	95,2	100,0	100,0	–	–	–	–	–	–			
CTX[a] abs.	–	0	5	15	0	0	0	0	0	0	1	0	0	–	–	–	–	–	–			
CTX[a] kum. %	–	0,0	23,8	95,2	95,2	95,2	95,2	95,2	95,2	95,2	100,0	100,0	100,0	–	–	–	–	–	–			
CQN[a] abs.	–	0	2	15	3	0	0	0	0	1	0	0	0	–	–	–	–	–	–			
CQN[a] kum. %	–	0,0	9,5	81,0	95,2	95,2	95,2	95,2	95,2	100,0	100,0	100,0	100,0	–	–	–	–	–	–			
XNL[a] abs.	–	–	0	1	0	14	5	0	0	0	0	1	0	0	–	–	–	–	–			
XNL[a] kum. %	–	–	0,0	4,8	4,8	71,4	95,2	95,2	95,2	95,2	95,2	100,0	100,0	100,0	–	–	–	–	–			
CHL[b] abs.	–	–	–	–	–	–	0	0	1	5	7	0	2	2	0	3	1*	–	–			
CHL[b] kum. %	–	–	–	–	–	–	0,0	0,0	4,8	28,6	61,9	61,9	71,4	81,0	81,0	95,2	100,0	–	–			
CEF[b] abs.	–	–	–	0	0	0	0	0	0	1	6	6	2	0	1	–	–	–	–	43,8	37,5	18,8
CEF[b] kum. %	–	–	–	0,0	0,0	0,0	0,0	0,0	0,0	6,3	43,8	81,3	93,8	93,8	100,0	–	–	–	–			
COL[a] abs.	–	–	0	0	0	0	15	5	0	0	1	0	–	–	–	–	–	–	–			
COL[a] kum. %	–	–	0,0	0,0	0,0	0,0	71,4	95,2	95,2	95,2	100,0	100,0	–	–	–	–	–	–	–			
DOX[a] abs.	–	–	–	0	0	0	0	2	0	1	2	3	11	2	0	–	–	–	–			
DOX[a] kum. %	–	–	–	0,0	0,0	0,0	0,0	9,5	9,5	14,3	23,8	38,1	90,5	100,0	100,0	–	–	–	–			
ENR[a] abs.	0	4	13	3	1	0	0	0	0	0	0	0	–	–	–	–	–	–	–			
ENR[a] kum. %	0,0	19,0	81,0	95,2	100,0	100,0	100,0	100,0	100,0	100,0	100,0	100,0	–	–	–	–	–	–	–			
FFN[a] abs.	–	–	–	–	0	0	0	0	3	8	7	1	0	0	1	0	1*	–	–			
FFN[a] kum. %	–	–	–	–	0,0	0,0	0,0	0,0	14,3	52,4	85,7	90,5	90,5	90,5	95,2	95,2	100,0	–	–			
GEN[b] abs.	–	–	–	0	0	11	5	3	1	0	1	0	0	0	0	–	–	–	–	95,2	0,0	4,8
GEN[b] kum. %	–	–	–	0,0	0,0	52,4	76,2	90,5	95,2	95,2	100,0	100,0	100,0	100,0	100,0	–	–	–	–			
IPM[b] abs.	–	0	0	1	15	5	0	0	0	0	0	0	0	–	–	–	–	–	–	100,0	0,0	0,0
IPM[b] kum. %	–	0,0	0,0	4,8	76,2	100,0	100,0	100,0	100,0	100,0	100,0	100,0	100,0	–	–	–	–	–	–			
TIA[a] abs.	–	–	0	0	0	0	0	0	0	0	0	1	4	8	8*	–	–	–	–			
TIA[a] kum. %	–	–	0,0	0,0	0,0	0,0	0,0	0,0	0,0	0,0	0,0	4,8	23,8	61,9	100,0	–	–	–	–			

Tab. 45 Fortsetzung

AW	MHK [mg/L]																		S [%]	I [%]	R [%]
		0,008	0,015	0,03	0,06	0,12	0,25	0,5	1	2	4	8	16	32	64	128	256	512	1.024	>1.024			
NAL[a]	abs.	–	–	–	0	0	0	0	2	15	3	0	0	1	0	0	–	–	–	–			
	kum. %	–	–	–	0,0	0,0	0,0	0,0	9,5	81,0	95,2	95,2	95,2	100,0	100,0	100,0	–	–	–	–			
PEN[a]	abs.	–	0	0	0	0	0	0	0	0	0	0	4	2	15*	–	–	–	–	–			
	kum. %	–	0,0	0,0	0,0	0,0	0,0	0,0	0,0	0,0	0,0	0,0	19,0	28,6	100,0	–	–	–	–	–			
SPI[a]	abs.	–	–	–	0	0	0	0	0	0	0	0	0	1	2	10	8*	–	–	–			
	kum. %	–	–	–	0,0	0,0	0,0	0,0	0,0	0,0	0,0	0,0	0,0	4,8	14,3	61,9	100,0	–	–	–			
SUL[b]	abs.	–	–	–	–	–	–	0	0	0	0	1	2	2	1	0	0	0	0	15*	0,0		28,6
	kum. %	–	–	–	–	–	–	0,0	0,0	0,0	0,0	4,8	14,3	23,8	28,6	28,6	28,6	28,6	28,6	100,0			
TET[b]	abs.	–	–	–	–	0	0	0	2	0	0	0	0	1	5	11	2	–	–	–	9,5	0,0	90,5
	kum. %	–	–	–	–	0,0	0,0	0,0	9,5	9,5	9,5	9,5	9,5	14,3	38,1	90,5	100,0	–	–	–			
TIA[a]	abs.	–	–	0	0	0	0	0	0	0	0	0	1	4	8	8*	–	–	–	–			
	kum. %	–	–	0,0	0,0	0,0	0,0	0,0	0,0	0,0	0,0	0,0	4,8	23,8	61,9	100,0	–	–	–	–			
TIL[a]	abs.	–	–	–	0	0	0	0	0	0	0	0	1	4	14	2	–	–	–	–			
	kum. %	–	–	–	0,0	0,0	0,0	0,0	0,0	0,0	0,0	0,0	4,8	23,8	90,5	100,0	–	–	–	–			
SXT[b]	abs.	–	0	1	6	2	1	0	0	0	0	0	0	0	11*	–	–	–	–	–	47,6		52,4
	kum. %	–	0,0	4,8	33,3	42,9	47,6	47,6	47,6	47,6	47,6	47,6	47,6	47,6	100,0	–	–	–	–	–			

[a] kein Grenzwert verfügbar
[b] humanadaptierter Grenzwert aus Tabelle 2B des Dokuments VET01-S2
[c] humanmedizinischer EUCAST-Grenzwert
* Anzahl Stämme, deren MHK größer als die höchste getestete Konzentration ist
S [%]: Prozent empfindliche Stämme; **I [%]**: Prozent intermediäre Stämme; **R [%]**: Prozent resistente Stämme; **abs.**: absolut; **kum. %**: kumulativ in %; **Querstrich**: Konzentration nicht getestet

Tab. 46 Verteilung der MHK der vom Mastschwein isolierten *Escherichia-coli*-Stämme (N = 60), Indikation: gastrointestinale Erkrankungen (2012)

AW		0,008	0,015	0,03	0,06	0,12	0,25	0,5	1	2	4	8	16	32	64	128	256	512	1.024	>1.024	S [%]	I [%]	R [%]
AMC[b]	abs.	–	–	0	0	0	0	0	0	9	14	29	7	1	0	–	–	–	–	–	86,7	11,7	1,7
	kum. %	–	–	0,0	0,0	0,0	0,0	0,0	0,0	15,0	38,3	86,7	98,3	100,0	100,0	–	–	–	–	–			
AMP[b]	abs.	–	–	0	0	0	0	0	2	9	8	0	0	0	0	41*	–	–	–	–	31,7	0,0	68,3
	kum. %	–	–	0,0	0,0	0,0	0,0	0,0	3,3	18,3	31,7	31,7	31,7	31,7	31,7	100,0	–	–	–	–			
APR[a]	abs.	–	–	0	0	0	0	0	0	5	39	9	2	0	0	3*	–	–	–	–			
	kum. %	–	–	0,0	0,0	0,0	0,0	0,0	0,0	8,6	75,9	91,4	94,8	94,8	94,8	100,0	–	–	–	–			
CPZ[a]	abs.	–	–	–	1	11	8	3	8	12	8	1	1	0	7*	–	–	–	–	–			
	kum. %	–	–	–	1,7	20,0	33,3	38,3	51,7	71,7	85,0	86,7	88,3	88,3	100,0	–	–	–	–	–			
CTX[a]	abs.	–	1	10	35	6	0	0	0	1	0	0	0	0	7*	–	–	–	–	–			
	kum. %	–	1,7	18,3	76,7	86,7	86,7	86,7	86,7	88,3	88,3	88,3	88,3	88,3	100,0	–	–	–	–	–			
CQN[a]	abs.	–	0	11	32	10	0	0	0	0	0	0	0	0	7*	–	–	–	–	–			
	kum. %	–	0,0	18,3	71,7	88,3	88,3	88,3	88,3	88,3	88,3	88,3	88,3	88,3	100,0	–	–	–	–	–			
XNL[a]	abs.	–	–	0	0	12	27	12	1	1	0	0	0	0	0	7*	–	–	–	–			
	kum. %	–	–	0,0	0,0	20,0	65,0	85,0	86,7	88,3	88,3	88,3	88,3	88,3	88,3	100,0	–	–	–	–			
CHL[b]	abs.	–	–	–	–	–	–	0	0	1	28	22	2	2	0	3	2	–	–	–	85,0	3,3	11,7
	kum. %	–	–	–	–	–	–	0,0	0,0	1,7	48,3	85,0	88,3	91,7	91,7	96,7	100,0	–	–	–			
CIP[c]	abs.	6	43	6	1	1	2	0	0	0	0	0	1	–	–	–	–	–	–	–	98,3		1,7
	kum. %	10,0	81,7	91,7	93,3	95,0	98,3	98,3	98,3	98,3	98,3	98,3	100,0	–	–	–	–	–	–	–			
COL[a]	abs.	–	–	0	0	0	0	13	45	0	0	2	0	–	–	–	–	–	–	–			
	kum. %	–	–	0,0	0,0	0,0	0,0	21,7	96,7	96,7	96,7	100,0	100,0	–	–	–	–	–	–	–			
DOX[a]	abs.	–	–	–	0	0	0	2	5	12	1	9	17	11	3	0	–	–	–	–			
	kum. %	–	–	–	0,0	0,0	0,0	3,3	11,7	31,7	33,3	48,3	76,7	95,0	100,0	100,0	–	–	–	–			
ENR[a]	abs.	0	14	33	7	1	2	1	0	0	0	0	0	1*	–	–	–	–	–	–			
	kum. %	0,0	23,7	79,7	91,5	93,2	96,6	98,3	98,3	98,3	98,3	98,3	98,3	100,0	–	–	–	–	–	–			
FFN[a]	abs.	–	–	–	–	0	0	0	0	4	26	22	4	2	0	0	1	1*	–	–			
	kum. %	–	–	–	–	0,0	0,0	0,0	0,0	6,7	50,0	86,7	93,3	96,7	96,7	96,7	98,3	100,0	–	–			
GEN[b]	abs.	–	–	–	–	0	5	34	16	2	0	0	2	1	0	0	0	–	–	–	95,0	0,0	5,0
	kum. %	–	–	–	–	0,0	8,3	65,0	91,7	95,0	95,0	95,0	98,3	100,0	100,0	100,0	100,0	–	–	–			
IPM[b]	abs.	–	0	0	1	28	29	2	0	0	0	0	0	0	–	–	–	–	–	–	100,0	0,0	0,0
	kum. %	–	0,0	0,0	1,7	48,3	96,7	100,0	100,0	100,0	100,0	100,0	100,0	100,0	–	–	–	–	–	–			
MAR[a]	abs.	0	29	22	4	2	2	0	0	0	0	0	1	–	–	–	–	–	–	–			
	kum. %	0,0	48,3	85,0	91,7	95,0	98,3	98,3	98,3	98,3	98,3	98,3	100,0	–	–	–	–	–	–	–			

Tab. 46 Fortsetzung

AW	MHK [mg/L]																			S [%]	I [%]	R [%]
	0,008	0,015	0,03	0,06	0,12	0,25	0,5	1	2	4	8	16	32	64	128	256	512	1.024	>1.024			
NAL[a] abs.	–	–	–	0	0	0	0	12	33	10	0	0	1	0	2	2*	–	–	–			
NAL[a] kum. %	–	–	–	0,0	0,0	0,0	0,0	20,0	75,0	91,7	91,7	91,7	93,3	93,3	96,7	100,0	–	–	–			
PEN[a] abs.	–	0	0	0	0	0	0	0	0	0	0	6	12	42*	–	–	–	–	–			
PEN[a] kum. %	–	0,0	0,0	0,0	0,0	0,0	0,0	0,0	0,0	0,0	0,0	10,0	30,0	100,0	–	–	–	–	–			
SPI[a] abs.	–	–	–	0	0	0	0	0	0	0	0	0	0	7	38	15*	–	–	–			
SPI[a] kum. %	–	–	–	0,0	0,0	0,0	0,0	0,0	0,0	0,0	0,0	0,0	0,0	11,7	75,0	100,0	–	–	–			
SUL[b] abs.	–	–	–	–	–	–	1	0	0	1	5	8	7	3	1	0	0	0	32*	44,8		55,2
SUL[b] kum. %	–	–	–	–	–	–	1,7	1,7	1,7	3,4	12,1	25,9	37,9	43,1	44,8	44,8	44,8	44,8	100,0			
TET[b] abs.	–	–	–	–	0	0	0	11	8	0	0	0	0	11	26	4	–	–	–	31,7	0,0	68,3
TET[b] kum. %	–	–	–	–	0,0	0,0	0,0	18,3	31,7	31,7	31,7	31,7	31,7	50,0	93,3	100,0	–	–	–			
TIA[a] abs.	–	–	0	0	0	0	0	0	0	0	0	1	6	28	25*	–	–	–	–			
TIA[a] kum. %	–	–	0,0	0,0	0,0	0,0	0,0	0,0	0,0	0,0	0,0	1,7	11,7	58,3	100,0	–	–	–	–			
TIL[a] abs.	–	–	–	0	0	0	0	0	0	0	2	1	12	34	10	1*	–	–	–			
TIL[a] kum. %	–	–	–	0,0	0,0	0,0	0,0	0,0	0,0	0,0	3,3	5,0	25,0	81,7	98,3	100,0	–	–	–			
SXT[b] abs.	–	1	9	15	5	2	3	0	0	0	0	0	0	25*	–	–	–	–	–	58,3		41,7
SXT[b] kum. %	–	1,7	16,7	41,7	50,0	53,3	58,3	58,3	58,3	58,3	58,3	58,3	58,3	100,0	–	–	–	–	–			

[a] kein Grenzwert verfügbar
[b] humanadaptierter Grenzwert aus Tabelle 2B des Dokuments VET01-S2
[c] humanmedizinischer EUCAST-Grenzwert
* Anzahl Stämme, deren MHK größer als die höchste getestete Konzentration ist
S [%]: Prozent empfindliche Stämme; I [%]: Prozent intermediäre Stämme; R [%]: Prozent resistente Stämme; **abs.**: absolut; **kum. %**: kumulativ in %; **Querstrich**: Konzentration nicht getestet

Tab. 47 Verteilung der MHK der von der Pute isolierten *Escherichia-coli*-Stämme, verschiedene Indikationen (2011)

AW	MHK [mg/L]																			S [%]	I [%]	R [%]
		0,008	0,015	0,03	0,06	0,12	0,25	0,5	1	2	4	8	16	32	64	128	256	512	1.024	>1.024			
AMC[b]	abs.	–	–	0	0	0	0	0	1	25	94	30	3	2	6	–	–	–	–	–	93,2	1,9	5,0
	kum. %	–	–	0,0	0,0	0,0	0,0	0,0	0,6	16,1	74,5	93,2	95,0	96,3	100,0	–	–	–	–	–			
AMP[b]	abs.	–	–	0	0	0	0	0	0	28	22	0	0	1	2	71*	–	–	–	–	40,3	0,0	59,7
	kum. %	–	–	0,0	0,0	0,0	0,0	0,0	0,0	22,6	40,3	40,3	40,3	41,1	42,7	100,0	–	–	–	–			
APR[a]	abs.	–	–	0	0	0	0	0	0	4	59	33	4	0	0	3*	–	–	–	–			
	kum. %	–	–	0,0	0,0	0,0	0,0	0,0	0,0	3,9	61,2	93,2	97,1	97,1	97,1	100,0	–	–	–	–			
CPZ[a]	abs.	–	–	–	1	22	26	8	18	18	14	8	2	2	5*	–	–	–	–	–			
	kum. %	–	–	–	0,8	18,5	39,5	46,0	60,5	75,0	86,3	92,7	94,4	96,0	100,0	–	–	–	–	–			
CTX[a]	abs.	–	0	35	76	10	2	1	0	0	0	0	0	1	–	–	–	–	–	–			
	kum. %	–	0,0	28,0	88,8	96,8	98,4	99,2	99,2	99,2	99,2	99,2	100,0	–	–	–	–	–	–			
CQN[a]	abs.	–	0	42	65	15	0	0	0	0	2	0	0	–	–	–	–	–	–			
	kum. %	–	0,0	33,9	86,3	98,4	98,4	98,4	98,4	98,4	100,0	100,0	100,0	–	–	–	–	–	–			
XNL[a]	abs.	–	–	0	0	26	71	24	2	0	0	0	0	0	1	–	–	–	–	–			
	kum. %	–	–	0,0	0,0	21,0	78,2	97,6	99,2	99,2	99,2	99,2	99,2	99,2	100,0	–	–	–	–	–			
CHL[b]	abs.	–	–	–	–	–	–	0	0	5	62	24	1	7	5	1	17	2*	–	–	73,4	0,8	25,8
	kum. %	–	–	–	–	–	–	0,0	0,0	4,0	54,0	73,4	74,2	79,8	83,9	84,7	98,4	100,0	–	–			
CEF[b]	abs.	–	–	–	0	1	0	0	0	0	1	20	30	9	2	1	1*	–	–	–	33,8	46,2	20,0
	kum. %	–	–	–	0,0	1,5	1,5	1,5	1,5	1,5	3,1	33,8	80,0	93,8	96,9	98,5	100,0	–	–	–			
COL[a]	abs.	–	–	0	0	0	0	63	45	1	2	9	4	1*	–	–	–	–	–	–			
	kum. %	–	–	0,0	0,0	0,0	0,0	50,4	86,4	87,2	88,8	96,0	99,2	100,0	–	–	–	–	–	–			
DOX[a]	abs.	–	–	0	0	0	18	31	15	1	24	26	7	2	0	–	–	–	–	–			
	kum. %	–	–	0,0	0,0	0,0	14,5	39,5	51,6	52,4	71,8	92,7	98,4	100,0	100,0	–	–	–	–	–			
ENR	abs.	1	17	70	7	2	7	10	6	2	2	0	0	1*	–	–	–	–	–	–	83,2	12,8	4,0
	kum. %	0,8	14,4	70,4	76,0	77,6	83,2	91,2	96,0	97,6	99,2	99,2	99,2	100,0	–	–	–	–	–	–			
FFN[a]	abs.	–	–	–	–	1	0	0	0	13	79	28	3	0	1	0	0	–	–	–			
	kum. %	–	–	–	–	0,8	0,8	0,8	0,8	11,2	74,4	96,8	99,2	99,2	100,0	100,0	100,0	–	–	–			
GEN[b]	abs.	–	–	–	–	1	2	46	52	7	0	0	3	5	3	5	1	–	–	–	86,4	0,0	13,6
	kum. %	–	–	–	–	0,8	2,4	39,2	80,8	86,4	86,4	86,4	88,8	92,8	95,2	99,2	100,0	–	–	–			
IPM[b]	abs.	–	1	0	2	49	68	4	1	0	0	0	0	0	–	–	–	–	–	–	100,0	0,0	0,0
	kum. %	–	0,8	0,8	2,4	41,6	96,0	99,2	100,0	100,0	100,0	100,0	100,0	100,0	–	–	–	–	–	–			
MAR[a]	abs.	0	22	22	0	2	9	4	1	1	0	0	0	–	–	–	–	–	–	–			
	kum. %	0,0	36,1	72,1	72,1	75,4	90,2	96,7	98,4	100,0	100,0	100,0	100,0	–	–	–	–	–	–	–			

Tab. 47 Fortsetzung

AW	MHK [mg/L]																		S [%]	I [%]	R [%]
	0,008	0,015	0,03	0,06	0,12	0,25	0,5	1	2	4	8	16	32	64	128	256	512	1.024	>1.024			
NAL[a] abs.	–	–	–	0	0	0	0	17	74	4	1	0	1	3	11	14*	–	–	–			
NAL[a] kum. %	–	–	–	0,0	0,0	0,0	0,0	13,6	72,8	76,0	76,8	76,8	77,6	80,0	88,8	100,0	–	–	–			
PEN[a] abs.	–	0	0	0	0	0	0	1	0	0	0	5	43	76*	–	–	–	–	–			
PEN[a] kum. %	–	0,0	0,0	0,0	0,0	0,0	0,0	0,8	0,8	0,8	0,8	4,8	39,2	100,0	–	–	–	–	–			
SPI[a] abs.	–	–	–	0	0	0	0	0	0	1	0	0	1	11	74	38*	–	–	–			
SPI[a] kum. %	–	–	–	0,0	0,0	0,0	0,0	0,0	0,0	0,8	0,8	0,8	1,6	10,4	69,6	100,0	–	–	–			
SUL[b] abs.	–	–	–	–	–	–	0	0	0	0	3	19	40	5	0	0	0	0	35*	0,0		65,7
SUL[b] kum. %	–	–	–	–	–	–	0,0	0,0	0,0	0,0	2,9	21,6	60,8	65,7	65,7	65,7	65,7	65,7	100,0			
TET[b] abs.	–	–	–	–	0	0	0	35	28	2	0	0	2	37	20	1	–	–	–	52,0	0,0	48,0
TET[b] kum. %	–	–	–	–	0,0	0,0	0,0	28,0	50,4	52,0	52,0	52,0	53,6	83,2	99,2	100,0	–	–	–			
TIA[a] abs.	–	0	0	0	0	0	0	0	0	0	0	0	8	49	68*	–	–	–	–			
TIA[a] kum. %	–	0,0	0,0	0,0	0,0	0,0	0,0	0,0	0,0	0,0	0,0	0,0	6,4	45,6	100,0	–	–	–	–			
TIL[a] abs.	–	–	–	0	0	0	0	0	0	0	0	1	23	87	9	4*	–	–	–			
TIL[a] kum. %	–	–	–	0,0	0,0	0,0	0,0	0,0	0,0	0,0	0,0	0,8	19,4	89,5	96,8	100,0	–	–	–			
SXT[b] abs.	–	0	10	63	8	11	1	2	2	1	0	0	0	27*	–	–	–	–	–	77,6		22,4
SXT[b] kum. %	–	0,0	8,0	58,4	64,8	73,6	74,4	76,0	77,6	78,4	78,4	78,4	78,4	100,0	–	–	–	–	–			

[a] kein Grenzwert verfügbar
[b] humanadaptierter Grenzwert aus Tabelle 2B des Dokuments VET01-S2
[c] humanmedizinischer EUCAST-Grenzwert
* Anzahl Stämme, deren MHK größer als die höchste getestete Konzentration ist
S [%]: Prozent empfindliche Stämme; **I [%]**: Prozent intermediäre Stämme; **R [%]**: Prozent resistente Stämme; **abs.**: absolut; **kum. %**: kumulativ in %; **Querstrich**: Konzentration nicht getestet

Tab. 48 Verteilung der MHK der von der Pute isolierten *Escherichia-coli*-Stämme (N = 159), verschiedene Indikationen (2012)

AW	MHK [mg/L]	0,008	0,015	0,03	0,06	0,12	0,25	0,5	1	2	4	8	16	32	64	128	256	512	1.024	>1.024	S [%]	I [%]	R [%]
AMC[b]	abs.	–	–	0	0	0	0	0	1	11	69	64	12	0	2	–	–	–	–	–	91,2	7,5	1,3
	kum. %	–	–	0,0	0,0	0,0	0,0	0,0	0,6	7,5	50,9	91,2	98,7	98,7	100,0	–	–	–	–	–			
AMP[b]	abs.	–	–	0	0	0	0	0	2	26	52	0	0	0	0	79*	–	–	–	–	50,3	0,0	49,7
	kum. %	–	–	0,0	0,0	0,0	0,0	0,0	1,3	17,6	50,3	50,3	50,3	50,3	50,3	100,0	–	–	–	–			
APR[a]	abs.	–	–	0	0	0	0	0	1	2	112	34	3	0	0	1*	–	–	–	–			
	kum. %	–	–	0,0	0,0	0,0	0,0	0,0	0,7	2,0	75,2	97,4	99,3	99,3	99,3	100,0	–	–	–	–			
CPZ[a]	abs.	–	–	–	1	21	46	11	9	25	20	5	5	3	13*	–	–	–	–	–			
	kum. %	–	–	–	0,6	13,8	42,8	49,7	55,3	71,1	83,6	86,8	89,9	91,8	100,0	–	–	–	–	–			
CTX[a]	abs.	–	1	23	116	14	1	0	0	0	0	1	2	0	1*	–	–	–	–	–			
	kum. %	–	0,6	15,1	88,1	96,9	97,5	97,5	97,5	97,5	97,5	98,1	99,4	99,4	100,0	–	–	–	–	–			
CQN[a]	abs.	–	0	30	95	27	4	1	0	0	1	0	0	1	–	–	–	–	–	–			
	kum. %	–	0,0	18,9	78,6	95,6	98,1	98,7	98,7	98,7	99,4	99,4	99,4	100,0	–	–	–	–	–	–			
XNL[a]	abs.	–	–	0	1	19	78	55	3	0	0	0	2	1	0	–	–	–	–	–			
	kum. %	–	–	0,0	0,6	12,6	61,6	96,2	98,1	98,1	98,1	98,1	99,4	100,0	100,0	–	–	–	–	–			
CHL[b]	abs.	–	–	–	–	–	–	0	0	0	59	69	1	9	8	4	7	2*	–	–	80,5	0,6	18,9
	kum. %	–	–	–	–	–	–	0,0	0,0	0,0	37,1	80,5	81,1	86,8	91,8	94,3	98,7	100,0	–	–			
CIP[c]	abs.	1	103	12	1	7	18	13	3	0	0	1	0	–	–	–	–	–	–	–	97,5		3,5
	kum. %	0,6	65,4	73,0	73,6	78,0	89,3	97,5	99,4	99,4	99,4	100,0	100,0	–	–	–	–	–	–	–			
COL[a]	abs.	–	–	0	0	0	0	37	102	1	3	9	6	1*	–	–	–	–	–	–			
	kum. %	–	–	0,0	0,0	0,0	0,0	23,3	87,4	88,1	89,9	95,6	99,4	100,0	–	–	–	–	–	–			
DOX[a]	abs.	–	–	–	0	0	1	15	61	36	8	11	21	4	2	0	–	–	–	–			
	kum. %	–	–	–	0,0	0,0	0,6	10,1	48,4	71,1	76,1	83,0	96,2	98,7	100,0	100,0	–	–	–	–			
ENR	abs.	0	9	93	14	2	12	17	10	1	0	0	1	–	–	–	–	–	–	–	81,8	17,0	1,3
	kum. %	0,0	5,7	64,2	73,0	74,2	81,8	92,5	98,7	99,4	99,4	99,4	100,0	–	–	–	–	–	–	–			
FFN[a]	abs.	–	–	–	–	0	0	0	0	15	69	67	7	1	0	0	0	–	–	–			
	kum. %	–	–	–	–	0,0	0,0	0,0	0,0	9,4	52,8	95,0	99,4	100,0	100,0	100,0	100,0	–	–	–			
GEN[b]	abs.	–	–	–	–	0	5	89	48	2	0	1	0	2	5	5	1	1*	–	–	90,6	0,6	8,8
	kum. %	–	–	–	–	0,0	3,1	59,1	89,3	90,6	90,6	91,2	91,2	92,5	95,6	98,7	99,4	100,0	–	–			
IPM[b]	abs.	–	0	0	3	46	100	7	2	1	0	0	0	0	–	–	–	–	–	–	99,4	0,6	0,0
	kum. %	–	0,0	0,0	1,9	30,8	93,7	98,1	99,4	100,0	100,0	100,0	100,0	100,0	–	–	–	–	–	–			
MAR[a]	abs.	0	44	68	2	7	9	22	6	0	0	1	0	–	–	–	–	–	–	–			
	kum. %	0,0	27,7	70,4	71,7	76,1	81,8	95,6	99,4	99,4	99,4	100,0	100,0	–	–	–	–	–	–	–			

Tab. 48 Fortsetzung

AW	MHK [mg/L]																			S [%]	I [%]	R [%]
		0,008	0,015	0,03	0,06	0,12	0,25	0,5	1	2	4	8	16	32	64	128	256	512	1.024	>1.024			
NAL[a]	abs.	–	–	–	0	0	0	0	3	103	10	2	3	2	5	13	18*	–	–	–			
	kum. %	–	–	–	0,0	0,0	0,0	0,0	1,9	66,7	73,0	74,2	76,1	77,4	80,5	88,7	100,0	–	–	–			
PEN[a]	abs.	–	0	0	0	0	0	0	0	0	0	1	3	61	94*	–	–	–	–	–			
	kum. %	–	0,0	0,0	0,0	0,0	0,0	0,0	0,0	0,0	0,0	0,6	2,5	40,9	100,0	–	–	–	–	–			
SPI[a]	abs.	–	–	–	0	0	0	0	0	0	0	0	1	0	7	121	30*	–	–	–			
	kum. %	–	–	–	0,0	0,0	0,0	0,0	0,0	0,0	0,0	0,0	0,6	0,6	5,0	81,1	100,0	–	–	–			
SUL[b]	abs.	–	–	–	–	–	–	0	0	0	1	4	27	44	15	1	0	0	0	28*	76,7		23,3
	kum. %	–	–	–	–	–	–	0,0	0,0	0,0	0,8	4,2	26,7	63,3	75,8	76,7	76,7	76,7	76,7	100,0			
TET[b]	abs.	–	–	–	–	0	0	1	38	72	4	0	4	3	13	20	4	–	–	–	72,3	0,0	27,7
	kum. %	–	–	–	–	0,0	0,0	0,6	24,5	69,8	72,3	72,3	74,8	76,7	84,9	97,5	100,0	–	–	–			
TIA[a]	abs.	–	–	0	0	0	0	0	0	0	0	0	0	9	74	76*	–	–	–	–			
	kum. %	–	–	0,0	0,0	0,0	0,0	0,0	0,0	0,0	0,0	0,0	0,0	5,7	52,2	100,0	–	–	–	–			
TIL[a]	abs.	–	–	–	0	0	0	0	0	0	0	0	1	2	22	116	17	1*	–	–			
	kum. %	–	–	–	0,0	0,0	0,0	0,0	0,0	0,0	0,0	0,0	0,6	1,9	15,7	88,7	99,4	100,0	–	–			
SXT[b]	abs.	–	0	10	78	11	10	8	0	1	0	0	0	0	41*	–	–	–	–	–	74,2		25,8
	kum. %	–	0,0	6,3	55,3	62,3	68,6	73,6	73,6	74,2	74,2	74,2	74,2	74,2	100,0	–	–	–	–	–			

[a] kein Grenzwert verfügbar
[b] humanadaptierter Grenzwert aus Tabelle 2B des Dokuments VET01-S2
[c] humanmedizinischer EUCAST-Grenzwert
* Anzahl Stämme, deren MHK größer als die höchste getestete Konzentration ist
S [%]: Prozent empfindliche Stämme; **I [%]**: Prozent intermediäre Stämme; **R [%]**: Prozent resistente Stämme; **abs.**: absolut; **kum. %**: kumulativ in %; **Querstrich**: Konzentration nicht getestet

Tab. 49 Verteilung der MHK der von der Legehenne isolierten *Escherichia-coli*-Stämme (N = 162), verschiedene Indikationen (2011)

AW	MHK [mg/L]																		S [%]	I [%]	R [%]
	0,008	0,015	0,03	0,06	0,12	0,25	0,5	1	2	4	8	16	32	64	128	256	512	1.024	>1.024			
AMC[b] abs.	–	–	0	0	0	0	0	1	25	94	30	3	2	6	–	–	–	–	–	93,2	1,9	5,0
AMC[b] kum. %	–	–	0,0	0,0	0,0	0,0	0,0	0,6	16,1	74,5	93,2	95,0	96,3	100,0	–	–	–	–	–			
AMP[b] abs.	–	–	0	0	0	0	0	3	54	64	1	0,0	0,0	0,0	38*	–	–	–	–	76,3	0,0	23,8
AMP[b] kum. %	–	–	0,0	0,0	0,0	0,0	0,0	1,9	35,6	75,6	76,3	76,3	76,3	76,3	100,0	–	–	–	–			
APR[a] abs.	–	–	0	0	0	0	0	0	4	85	29	0	0	0	1*	–	–	–	–			
APR[a] kum. %	–	–	0,0	0,0	0,0	0,0	0,0	0,0	3,4	74,8	99,2	99,2	99,2	99,2	100,0	–	–	–	–			
CPZ[a] abs.	–	–	–	1	63	53	8	9	10	5	2	6	3	1*	–	–	–	–	–			
CPZ[a] kum. %	–	–	–	0,6	39,8	72,7	77,6	83,2	89,4	92,5	93,8	97,5	99,4	100,0	–	–	–	–	–			
CTX[a] abs.	–	1	52	92	6	0	0	1	0	3	4	1	1	–	–	–	–	–	–			
CTX[a] kum. %	–	0,6	32,9	90,1	93,8	93,8	93,8	94,4	94,4	96,3	98,8	99,4	100,0	–	–	–	–	–	–			
CQN[a] abs.	–	2	75	66	8	6	3	0	0	0	0	0	1	–	–	–	–	–	–			
CQN[a] kum. %	–	1,2	47,8	88,8	93,8	97,5	99,4	99,4	99,4	99,4	99,4	99,4	100,0	–	–	–	–	–	–			
XNL[a] abs.	–	–	0	3	36	88	23	1	0	1	6	1	0	0	1*	–	–	–	–			
XNL[a] kum. %	–	–	0,0	1,9	24,4	79,4	93,8	94,4	94,4	95,0	98,8	99,4	99,4	99,4	100,0	–	–	–	–			
CHL[b] abs.	–	–	–	–	–	–	0	0	6	96	50	1	3	1	2	2	–	–	–	94,4	0,6	5,0
CHL[b] kum. %	–	–	–	–	–	–	0,0	0,0	3,7	63,4	94,4	95,0	96,9	97,5	98,8	100,0	–	–	–			
CEF[b] abs.	–	–	–	0	0	0	0	0	2	2	33	33	6	1	0	7*	–	–	–	44,0	39,3	16,7
CEF[b] kum. %	–	–	–	0,0	0,0	0,0	0,0	0,0	2,4	4,8	44,0	83,3	90,5	91,7	91,7	100,0	–	–	–			
COL[a] abs.	–	–	1	0	0	1	119	36	1	0	3	0	–	–	–	–	–	–	–			
COL[a] kum. %	–	–	0,6	0,6	0,6	1,2	75,2	97,5	98,1	98,1	100,0	100,0	–	–	–	–	–	–	–			
DOX[a] abs.	–	–	–	0	0	0	4	73	47	4	6	16	9	2	0	–	–	–	–			
DOX[a] kum. %	–	–	–	0,0	0,0	0,0	2,5	47,8	77,0	79,5	83,2	93,2	98,8	100,0	100,0	–	–	–	–			
ENR abs.	0	23	93	13	1	12	11	1	0	0	0	6	1*	–	–	–	–	–	–	88,2	7,5	4,3
ENR kum. %	0,0	14,3	72,0	80,1	80,7	88,2	95,0	95,7	95,7	95,7	95,7	99,4	100,0	–	–	–	–	–	–			
FFN[a] abs.	–	–	–	–	0	0	0	0	12	106	39	4	0	0	0	0	–	–	–			
FFN[a] kum. %	–	–	–	–	0,0	0,0	0,0	0,0	7,5	73,3	97,5	100,0	100,0	100,0	100,0	100,0	–	–	–			
GEN[b] abs.	–	–	–	–	0	2	79	68	6	1	0	1	3	1	0	0,0	–	–	–	96,9	0,0	3,1
GEN[b] kum. %	–	–	–	–	0,0	1,2	50,3	92,5	96,3	96,9	96,9	97,5	99,4	100,0	100,0	100,0	–	–	–			
IPM[b] abs.	–	0	0	0	93	61	7	0	0	0	0	0	0	–	–	–	–	–	–	100,0	0,0	0,0
IPM[b] kum. %	–	0,0	0,0	0,0	57,8	95,7	100,0	100,0	100,0	100,0	100,0	100,0	100,0	–	–	–	–	–	–			
TIA[a] abs.	–	–	0	0	0	0	0	0	0	0	0	0	4	68	89*	–	–	–	–			
TIA[a] kum. %	–	–	0,0	0,0	0,0	0,0	0,0	0,0	0,0	0,0	0,0	0,0	2,5	44,7	100,0	–	–	–	–			

Tab. 49 Fortsetzung

AW	MHK [mg/L]	0,008	0,015	0,03	0,06	0,12	0,25	0,5	1	2	4	8	16	32	64	128	256	512	1.024	>1.024	S [%]	I [%]	R [%]
NAL[a]	abs.	–	–	–	0	0	0	0	12	107	11	0	0	0	3	15	13*	–	–				
	kum. %	–	–	–	0,0	0,0	0,0	0,0	7,5	73,9	80,7	80,7	80,7	80,7	82,6	91,9	100,0	–	–				
PEN[a]	abs.	–	0	0	0	0	0	0	0	0	0	1	18	93	49*	–	–						
	kum. %	–	0,0	0,0	0,0	0,0	0,0	0,0	0,0	0,0	0,0	0,6	11,8	69,6	100,0	–	–						
SPI[a]	abs.	–	–	–	0	0	0	0	0	0	0	0	0	0	6	90	66*	–	–				
	kum. %	–	–	–	0,0	0,0	0,0	0,0	0,0	0,0	0,0	0,0	0,0	0,0	3,7	59,3	100,0	–	–				
SUL[b]	abs.	–	–	–	–	–	–	0	0	0	3	11	31	34	11	1	0	0	2	26*	76,5		23,5
	kum. %	–	–	–	–	–	–	0,0	0,0	0,0	2,5	11,8	37,8	66,4	75,6	76,5	76,5	76,5	78,2	100,0			
TET[b]	abs.	–	–	–	–	0	0	0	77	49	0	0	0	0	13	19	3	–	–		78,3	0,0	21,7
	kum. %	–	–	–	–	0,0	0,0	0,0	47,8	78,3	78,3	78,3	78,3	78,3	86,3	98,1	100,0	–	–				
TIA[a]	abs.	–	–	0	0	0	0	0	0	0	0	0	0	4	68	89*	–	–	–				
	kum. %	–	–	0,0	0,0	0,0	0,0	0,0	0,0	0,0	0,0	0,0	0,0	2,5	44,7	100,0	–	–	–				
TIL[a]	abs.	–	–	–	0	0	0	0	0	0	0	0	2	17	123	19	–	–	–				
	kum. %	–	–	–	0,0	0,0	0,0	0,0	0,0	0,0	0,0	0,0	1,2	11,8	88,2	100,0	100,0	–	–				
SXT[b]	abs.	–	2	20	94	16	13	5	0	0	0	0	0	0	11*	–	–	–	–		93,2		6,8
	kum. %	–	1,2	13,7	72,0	82,0	90,1	93,2	93,2	93,2	93,2	93,2	93,2	93,2	100,0	–	–	–	–				

[a] kein Grenzwert verfügbar
[b] humanadaptierter Grenzwert aus Tabelle 2B des Dokuments VET01–S2
[c] humanmedizinischer EUCAST-Grenzwert
* Anzahl Stämme, deren MHK größer als die höchste getestete Konzentration ist
S [%]: Prozent empfindliche Stämme; **I [%]**: Prozent intermediäre Stämme; **R [%]**: Prozent resistente Stämme; **abs.**: absolut; **kum. %**: kumulativ in %; **Querstrich**: Konzentration nicht getestet

Tab. 50 Verteilung der MHK der von der Legehenne isolierten *Escherichia-coli*-Stämme (N = 196), verschiedene Indikationen (2012)

AW		MHK [mg/L]																		S [%]	I [%]	R [%]
		0,008	0,015	0,03	0,06	0,12	0,25	0,5	1	2	4	8	16	32	64	128	256	512	1.024	>1.024			
AMCᵇ	abs.	–	–	0	0	0	0	0	1	35	131	26	2	0	0	–	–	–	–	–	99,0	1,0	0,0
	kum. %	–	–	0,0	0,0	0,0	0,0	0,0	0,5	18,5	85,6	99,0	100,0	100,0	100,0	–	–	–	–	–			
AMPᵇ	abs.	–	–	0	0	0	0	0	3	74	88	2	0	0	0	28*	–	–	–	–	85,6	0,0	14,4
	kum. %	–	–	0,0	0,0	0,0	0,0	0,0	1,5	39,5	84,6	85,6	85,6	85,6	85,6	100,0	–	–	–	–			
APRᵃ	abs.	–	–	0	0	0	0	0	0	3	133	47	2	0	0	4*	–	–	–	–			
	kum. %	–	–	0,0	0,0	0,0	0,0	0,0	0,0	1,6	72,0	96,8	97,9	97,9	97,9	100,0	–	–	–	–			
CPZᵃ	abs.	–	–	–	3	70	82	12	6	10	5	3	0	1	3*	–	–	–	–	–			
	kum. %	–	–	–	1,5	37,4	79,5	85,6	88,7	93,8	96,4	97,9	97,9	98,5	100,0	–	–	–	–	–			
CTXᵃ	abs.	–	0	46	123	23	0	0	0	0	0	0	1	0	2*	–	–	–	–	–			
	kum. %	–	0,0	23,6	86,7	98,5	98,5	98,5	98,5	98,5	98,5	98,5	99,0	99,0	100,0	–	–	–	–	–			
CQNᵃ	abs.	–	1	62	112	17	0	0	0	0	1	1	0	0	1*	–	–	–	–	–			
	kum. %	–	0,5	32,3	89,7	98,5	98,5	98,5	98,5	98,5	99,0	99,5	99,5	99,5	100,0	–	–	–	–	–			
XNLᵃ	abs.	–	–	1	1	21	114	54	1	0	0	0	0	0	1	2*	–	–	–	–			
	kum. %	–	–	0,5	1,0	11,8	70,3	97,9	98,5	98,5	98,5	98,5	98,5	98,5	99,0	100,0	–	–	–	–			
CHLᵇ	abs.	–	–	–	–	–	–	0	0	2	84	104	3	0	1	0	1	–	–	–	97,4	1,5	1,0
	kum. %	–	–	–	–	–	–	0,0	0,0	1,0	44,1	97,4	99,0	99,0	99,5	99,5	100,0	–	–	–			
CIPᶜ	abs.	10	142	15	1	4	13	4	3	0	0	2	1	–	–	–	–	–	–	–	96,9		3,1
	kum. %	5,1	77,9	85,6	86,2	88,2	94,9	96,9	98,5	98,5	98,5	99,5	100,0	–	–	–	–	–	–	–			
COLᵃ	abs.	–	–	0	0	0	0	71	122	1	0	0	0	1*	–	–	–	–	–	–			
	kum. %	–	–	0,0	0,0	0,0	0,0	36,4	99,0	99,5	99,5	99,5	99,5	100,0	–	–	–	–	–	–			
DOXᵃ	abs.	–	–	–	0	0	1	9	82	70	4	5	12	12	0	0	–	–	–	–			
	kum. %	–	–	–	0,0	0,0	0,5	5,1	47,2	83,1	85,1	87,7	93,8	100,0	100,0	100,0	–	–	–	–			
ENR	abs.	1	27	110	28	3	14	5	3	0	0	0	3	–	–	–	–	–	–	–	94,3	4,1	1,5
	kum. %	0,5	14,4	71,1	85,6	87,1	94,3	96,9	98,5	98,5	98,5	98,5	100,0	–	–	–	–	–	–	–			
FFNᵃ	abs.	–	–	–	–	0	0	0	1	4	110	76	4	0	0	0	0	–	–	–			
	kum. %	–	–	–	–	0,0	0,0	0,0	0,5	2,6	59,0	97,9	100,0	100,0	100,0	100,0	100,0	–	–	–			
GENᵇ	abs.	–	–	–	–	0	4	132	45	5	1	2	2	2	1	1	0	–	–	–	95,9	1,0	3,1
	kum. %	–	–	–	–	0,0	2,1	69,7	92,8	95,4	95,9	96,9	97,9	99,0	99,5	100,0	100,0	–	–	–			
IPMᵇ	abs.	–	0	0	0	93	92	7	1	2	0	0	0	0	–	–	–	–	–	–	99,0	1,0	0,0
	kum. %	–	0,0	0,0	0,0	47,7	94,9	98,5	99,0	100,0	100,0	100,0	100,0	100,0	–	–	–	–	–	–			
MARᵃ	abs.	0	80	85	2	5	11	6	3	0	0	3	0	–	–	–	–	–	–	–			
	kum. %	0,0	41,0	84,6	85,6	88,2	93,8	96,9	98,5	98,5	98,5	100,0	100,0	–	–	–	–	–	–	–			

Tab. 50 Fortsetzung

AW	MHK [mg/L]																		S [%]	I [%]	R [%]
		0,008	0,015	0,03	0,06	0,12	0,25	0,5	1	2	4	8	16	32	64	128	256	512	1.024	>1.024			
NAL[a]	abs.	–	–	–	0	0	0	0	10	132	25	0	0	1	7	11	9*	–	–	–			
	kum. %	–	–	–	0,0	0,0	0,0	0,0	5,1	72,8	85,6	85,6	85,6	86,2	89,7	95,4	100,0	–	–	–			
PEN[a]	abs.	–	0	0	0	0	0	0	0	0	1	0	21	125	48*	–	–	–	–	–			
	kum. %	–	0,0	0,0	0,0	0,0	0,0	0,0	0,0	0,0	0,5	0,5	11,3	75,4	100,0	–	–	–	–	–			
SPI[a]	abs.	–	–	–	0	0	0	0	0	0	0	0	1	0	2	110	82*	–	–	–			
	kum. %	–	–	–	0,0	0,0	0,0	0,0	0,0	0,0	0,0	0,0	0,5	0,5	1,5	57,9	100,0	–	–	–			
SUL[b]	abs.	–	–	–	–	–	–	0	0	0	0	4	39	69	30	7	0	1	0	37*	0,0		75,9
	kum. %	–	–	–	–	–	–	0,0	0,0	0,0	0,0	2,1	23,0	59,9	75,9	79,7	79,7	80,2	80,2	100,0			
TET[b]	abs.	–	–	–	–	0	0	2	70	92	2	0	0	0	9	17	3	–	–	–	85,1	0,0	14,9
	kum. %	–	–	–	–	0,0	0,0	1,0	36,9	84,1	85,1	85,1	85,1	85,1	89,7	98,5	100,0	–	–	–			
TIA[a]	abs.	–	–	0	0	0	0	0	1	0	0	0	0	1	56	138*	–	–	–	–			
	kum. %	–	–	0,0	0,0	0,0	0,0	0,0	0,5	0,5	0,5	0,5	0,5	1,0	29,6	100,0	–	–	–	–			
TIL[a]	abs.	–	–	0	0	0	0	0	0	0	1	1	4	156	32	1*	–	–	–	–			
	kum. %	–	–	0,0	0,0	0,0	0,0	0,0	0,0	0,0	0,5	1,0	3,1	83,1	99,5	100,0	–	–	–	–			
SXT[b]	abs.	–	0	26	130	14	12	6	0	0	0	0	0	0	7*	–	–	–	–	–	96,4		3,6
	kum. %	–	0,0	13,3	80,0	87,2	93,3	96,4	96,4	96,4	96,4	96,4	96,4	96,4	100,0	–	–	–	–	–			

[a] kein Grenzwert verfügbar
[b] humanadaptierter Grenzwert aus Tabelle 2B des Dokuments VET01-S2
[c] humanmedizinischer EUCAST-Grenzwert
* Anzahl Stämme, deren MHK größer als die höchste getestete Konzentration ist
S [%]: Prozent empfindliche Stämme; **I [%]**: Prozent intermediäre Stämme; **R [%]**: Prozent resistente Stämme; **abs.**: absolut; **kum. %**: kumulativ in %; **Querstrich**: Konzentration nicht getestet

Tab. 51 Verteilung der MHK der vom Masthahn isolierten *Escherichia-coli*-Stämme (N = 74), verschiedene Indikationen (2011)

AW	MHK [mg/L]	0,008	0,015	0,03	0,06	0,12	0,25	0,5	1	2	4	8	16	32	64	128	256	512	1.024	>1.024	S [%]	I [%]	R [%]
AMC[b]	abs.	–	–	0	0	0	5	0	1	13	31	20	2	1	0	–	–	–	–	–	95,9	2,7	1,4
	kum. %	–	–	0,0	0,0	0,0	6,8	6,8	8,2	26,0	68,5	95,9	98,6	100,0	100,0	–	–	–	–	–			
AMP[b]	abs.	–	–	0	0	0	0	0	4	18	19	4	2	0	0	26*	–	–	–	–	61,6	2,7	35,6
	kum. %	–	–	0,0	0,0	0,0	0,0	0,0	5,5	30,1	56,2	61,6	64,4	64,4	64,4	100,0	–	–	–	–			
APR[a]	abs.	–	–	0	0	0	0	0	0	2	41	21	2	0	0	–	–	–	–	–			
	kum. %	–	–	0,0	0,0	0,0	0,0	0,0	0,0	3,0	65,2	97,0	100,0	100,0	100,0	–	–	–	–	–			
CPZ[a]	abs.	–	–	–	0	19	22	8	9	11	3	0	0	0	1*	–	–	–	–	–			
	kum. %	–	–	–	0,0	26,0	56,2	67,1	79,5	94,5	98,6	98,6	98,6	98,6	100,0	–	–	–	–	–			
CTX[a]	abs.	–	0	20	41	5	0	0	2	0	0	0	5	0	–	–	–	–	–	–			
	kum. %	–	0,0	27,4	83,6	90,4	90,4	90,4	93,2	93,2	93,2	93,2	100,0	100,0	–	–	–	–	–	–			
CQN[a]	abs.	–	0	26	28	10	3	1	0	0	0	0	0	5	–	–	–	–	–	–			
	kum. %	–	0,0	35,6	74,0	87,7	91,8	93,2	93,2	93,2	93,2	93,2	93,2	100,0	–	–	–	–	–	–			
XNL[a]	abs.	–	–	0	4	15	40	13	1	0	0	0	0	0	0	–	–	–	–	–			
	kum. %	–	–	0,0	5,5	26,0	80,8	98,6	100,0	100,0	100,0	100,0	100,0	100,0	100,0	–	–	–	–	–			
CHL[b]	abs.	–	–	–	–	–	–	0	3	4	40	18	3	2	0	1	2	–	–	–	89,0	4,1	6,8
	kum. %	–	–	–	–	–	–	0,0	4,1	9,6	64,4	89,0	93,2	95,9	95,9	97,3	100,0	–	–	–			
CEF[b]	abs.	–	–	–	0	0	0	4	0	1	1	20	14	11	2	1	–	–	–	–	48,1	25,9	25,9
	kum. %	–	–	–	0,0	0,0	0,0	7,4	7,4	9,3	11,1	48,1	74,1	94,4	98,1	100,0	–	–	–	–			
COL[a]	abs.	–	–	0	0	0	0	56	16	0	1	0	0	–	–	–	–	–	–	–			
	kum. %	–	–	0,0	0,0	0,0	0,0	76,7	98,6	98,6	100,0	100,0	100,0	–	–	–	–	–	–	–			
DOX[a]	abs.	–	–	0	0	0	4	22	23	2	4	14	2	2	0	–	–	–	–	–			
	kum. %	–	–	0,0	0,0	0,0	5,5	35,6	67,1	69,9	75,3	94,5	97,3	100,0	100,0	–	–	–	–	–			
ENR	abs.	0	8	19	4	1	7	21	6	0	0	2	4	1*	–	–	–	–	–	–	53,4	37,0	9,6
	kum. %	0,0	11,0	37,0	42,5	43,8	53,4	82,2	90,4	90,4	90,4	93,2	98,6	100,0	–	–	–	–	–	–			
FFN[a]	abs.	–	–	–	–	0	0	0	0	5	53	15	0	0	0	0	0	–	–	–			
	kum. %	–	–	–	–	0,0	0,0	0,0	0,0	6,8	79,5	100,0	100,0	100,0	100,0	100,0	100,0	–	–	–			
GEN[b]	abs.	–	–	–	–	0	0	19	38	7	0	2	4	2	0	1	0	–	–	–	87,7	2,7	9,6
	kum. %	–	–	–	–	0,0	0,0	26,0	78,1	87,7	87,7	90,4	95,9	98,6	98,6	100,0	100,0	–	–	–			
IPM[b]	abs.	–	0	0	1	43	28	1	0	0	0	0	0	–	–	–	–	–	–	–	100,0	0,0	0,0
	kum. %	–	0,0	0,0	1,4	60,3	98,6	100,0	100,0	100,0	100,0	100,0	100,0	–	–	–	–	–	–	–			
TIA[a]	abs.	–	–	0	0	0	0	0	0	0	0	0	0	2	36	35*	–	–	–	–			
	kum. %	–	–	0,0	0,0	0,0	0,0	0,0	0,0	0,0	0,0	0,0	0,0	2,7	52,1	100,0	–	–	–	–			

Tab. 51 Fortsetzung

AW	MHK [mg/L]																		S [%]	I [%]	R [%]
		0,008	0,015	0,03	0,06	0,12	0,25	0,5	1	2	4	8	16	32	64	128	256	512	1.024	>1.024			
NAL[a]	abs.	–	–	–	0	0	0	0	4	23	5	0	0	2	3	16	20*	–	–	–			
	kum. %	–	–	–	0,0	0,0	0,0	0,0	5,5	37,0	43,8	43,8	43,8	46,6	50,7	72,6	100,0	–	–	–			
PEN[a]	abs.	–	0	0	0	1	0	2	2	0	0	0	8	31	29*	–	–	–	–	–			
	kum. %	–	0,0	0,0	0,0	1,4	1,4	4,1	6,8	6,8	6,8	6,8	17,8	60,3	100,0	–	–	–	–	–			
SPI[a]	abs.	–	–	–	0	4	1	0	0	0	0	0	0	0	4	44	20*	–	–	–			
	kum. %	–	–	–	0,0	5,5	6,8	6,8	6,8	6,8	6,8	6,8	6,8	6,8	12,3	72,6	100,0	–	–	–			
SUL[b]	abs.	–	–	–	–	–	–	1	0	0	0	3	15	17	7	1	0	0	0	22*	1,5		63,6
	kum. %	–	–	–	–	–	–	1,5	1,5	1,5	1,5	6,1	28,8	54,5	65,2	66,7	66,7	66,7	66,7	100,0			
TET[b]	abs.	–	–	–	–	0	0	1	22	22	1	1	2	4	5	14	1	–	–	–	63,0	1,4	35,6
	kum. %	–	–	–	–	0,0	0,0	1,4	31,5	61,6	63,0	64,4	67,1	72,6	79,5	98,6	100,0	–	–	–			
TIA[a]	abs.	–	–	0	0	0	0	0	0	0	0	0	0	2	36	35*	–	–	–	–			
	kum. %	–	–	0,0	0,0	0,0	0,0	0,0	0,0	0,0	0,0	0,0	0,0	2,7	52,1	100,0	–	–	–	–			
TIL[a]	abs.	–	–	–	0	3	2	0	0	0	0	0	0	13	49	6	–	–	–	–			
	kum. %	–	–	–	0,0	4,1	6,8	6,8	6,8	6,8	6,8	6,8	6,8	24,7	91,8	100,0	–	–	–	–			
SXT[b]	abs.	–	1	5	36	13	3	1	2	0	0	0	0	0	12*	–	–	–	–	–	83,6		16,4
	kum. %	–	1,4	8,2	57,5	75,3	79,5	80,8	83,6	83,6	83,6	83,6	83,6	83,6	100,0	–	–	–	–	–			

[a] kein Grenzwert verfügbar
[b] humanadaptierter Grenzwert aus Tabelle 2B des Dokuments VET01-S2
[c] humanmedizinischer EUCAST-Grenzwert
* Anzahl Stämme, deren MHK größer als die höchste getestete Konzentration ist
S [%]: Prozent empfindliche Stämme; **I [%]**: Prozent intermediäre Stämme; **R [%]**: Prozent resistente Stämme; **abs.**: absolut; **kum. %**: kumulativ in %; **Querstrich**: Konzentration nicht getestet

Tab. 52 Verteilung der MHK der vom Masthahn isolierten *Escherichia-coli*-Stämme (N = 35), verschiedene Indikationen (2012)

AW		0,008	0,015	0,03	0,06	0,12	0,25	0,5	1	2	4	8	16	32	64	128	256	512	1.024	>1.024	S [%]	I [%]	R [%]
													MHK [mg/L]										
AMC[b]	abs.	–	–	0	0	0	0	1	0	8	11	11	0	1	3	–	–	–	–	–	88,6	0,0	11,4
	kum. %	–	–	0,0	0,0	0,0	0,0	2,9	2,9	25,7	57,1	88,6	88,6	91,4	100,0	–	–	–	–	–			
AMP[b]	abs.	–	–	0	0	0	0	0	1	8	11	0	0	0	0	15*	–	–	–	–	57,1	0,0	42,9
	kum. %	–	–	0,0	0,0	0,0	0,0	0,0	2,9	25,7	57,1	57,1	57,1	57,1	57,1	100,0	–	–	–	–			
APR[a]	abs.	–	–	0	0	0	0	0	0	1	18	14	1	0	0	1*	–	–	–	–			
	kum. %	–	–	0,0	0,0	0,0	0,0	0,0	0,0	2,9	54,3	94,3	97,1	97,1	97,1	100,0	–	–	–	–			
CPZ[a]	abs.	–	–	–	0	7	6	5	2	3	0	0	4	6	2*	–	–	–	–	–			
	kum. %	–	–	–	0,0	20,0	37,1	51,4	57,1	65,7	65,7	65,7	77,1	94,3	100,0	–	–	–	–	–			
CTX[a]	abs.	–	0	4	14	6	0	0	0	1	0	4	4	0	2*	–	–	–	–	–			
	kum. %	–	0,0	11,4	51,4	68,6	68,6	68,6	68,6	71,4	71,4	82,9	94,3	94,3	100,0	–	–	–	–	–			
CQN[a]	abs.	–	0	3	17	4	2	2	1	0	2	0	0	3	1*	–	–	–	–	–			
	kum. %	–	0,0	8,6	57,1	68,6	74,3	80,0	82,9	82,9	88,6	88,6	88,6	97,1	100,0	–	–	–	–	–			
XNL[a]	abs.	–	–	0	0	2	15	9	0	0	1	4	1	1	1	1*	–	–	–	–			
	kum. %	–	–	0,0	0,0	5,7	48,6	74,3	74,3	74,3	77,1	88,6	91,4	94,3	97,1	100,0	–	–	–	–			
CHL[b]	abs.	–	–	–	–	–	–	0	0	1	10	18	3	2	0	1	0	–	–	–	82,9	8,6	8,6
	kum. %	–	–	–	–	–	–	0,0	0,0	2,9	31,4	82,9	91,4	97,1	97,1	100,0	100,0	–	–	–			
CIP[c]	abs.	2	13	4	0	2	8	3	2	0	0	1	0	–	–	–	–	–	–	–	91,4		7,6
	kum. %	5,7	42,9	54,3	54,3	60,0	82,9	91,4	97,1	97,1	97,1	100,0	100,0	–	–	–	–	–	–	–			
COL[a]	abs.	–	–	0	0	0	0	12	20	0	0	2	0	1*	–	–	–	–	–	–			
	kum. %	–	–	0,0	0,0	0,0	0,0	34,3	91,4	91,4	91,4	97,1	97,1	100,0	–	–	–	–	–	–			
DOX[a]	abs.	–	–	–	0	0	1	0	6	15	1	1	6	4	1	0	–	–	–	–			
	kum. %	–	–	–	0,0	0,0	2,9	2,9	20,0	62,9	65,7	68,6	85,7	97,1	100,0	100,0	–	–	–	–			
ENR	abs.	0	2	13	4	0	6	7	1	1	0	0	1	–	–	–	–	–	–	–	71,4	22,9	5,7
	kum. %	0,0	5,7	42,9	54,3	54,3	71,4	91,4	94,3	97,1	97,1	97,1	100,0	–	–	–	–	–	–	–			
FFN[a]	abs.	–	–	–	–	0	0	0	0	1	14	17	2	1	0	0	0	–	–	–			
	kum. %	–	–	–	–	0,0	0,0	0,0	0,0	2,9	42,9	91,4	97,1	100,0	100,0	100,0	100,0	–	–	–			
GEN[b]	abs.	–	–	–	–	0	2	14	11	2	0	1	0	5	0	0	0	–	–	–	82,9	2,9	14,3
	kum. %	–	–	–	–	0,0	5,7	45,7	77,1	82,9	82,9	85,7	85,7	100,0	100,0	100,0	100,0	–	–	–			
IPM[b]	abs.	–	0	0	0	15	17	2	1	0	0	0	0	0	–	–	–	–	–	–	100,0	0,0	0,0
	kum. %	–	0,0	0,0	0,0	42,9	91,4	97,1	100,0	100,0	100,0	100,0	100,0	100,0	–	–	–	–	–	–			
MAR[a]	abs.	0	6	10	1	2	6	5	2	1	1	1	0	–	–	–	–	–	–	–			
	kum. %	0,0	17,1	45,7	48,6	54,3	71,4	85,7	91,4	94,3	97,1	100,0	100,0	–	–	–	–	–	–	–			

Tab. 52 Fortsetzung

AW	MHK [mg/L]																		S [%]	I [%]	R [%]
	0,008	0,015	0,03	0,06	0,12	0,25	0,5	1	2	4	8	16	32	64	128	256	512	1.024	>1.024			
NAL[a] abs.	–	–	–	0	0	0	0	1	14	5	0	0	0	1	5	9*	–	–	–			
NAL[a] kum. %	–	–	–	0,0	0,0	0,0	0,0	2,9	42,9	57,1	57,1	57,1	57,1	60,0	74,3	100,0	–	–	–			
PEN[a] abs.	–	0	0	0	0	0	0	0	1	0	0	4	10	20*	–	–	–	–	–			
PEN[a] kum. %	–	0,0	0,0	0,0	0,0	0,0	0,0	0,0	2,9	2,9	2,9	14,3	42,9	100,0	–	–	–	–	–			
SPI[a] abs.	–	–	–	0	0	0	0	0	0	0	0	0	1	2	16	16*	–	–	–			
SPI[a] kum. %	–	–	–	0,0	0,0	0,0	0,0	0,0	0,0	0,0	0,0	0,0	2,9	8,6	54,3	100,0	–	–	–			
SUL[b] abs.	–	–	–	–	–	–	0	0	0	0	1	4	10	2	0	0	0	2	16*	0,0		48,6
SUL[b] kum. %	–	–	–	–	–	–	0,0	0,0	0,0	0,0	2,9	14,3	42,9	48,6	48,6	48,6	48,6	54,3	100,0			
TET[b] abs.	–	–	–	–	0	0	1	6	15	1	0	0	0	4	6	2	–	–	–	65,7	0,0	34,3
TET[b] kum. %	–	–	–	–	0,0	0,0	2,9	20,0	62,9	65,7	65,7	65,7	65,7	77,1	94,3	100,0	–	–	–			
TIA[a] abs.	–	–	0	0	0	0	0	0	0	0	0	0	2	5	28*	–	–	–	–			
TIA[a] kum. %	–	–	0,0	0,0	0,0	0,0	0,0	0,0	0,0	0,0	0,0	0,0	5,7	20,0	100,0	–	–	–	–			
TIL[a] abs.	–	–	0	0	0	0	0	0	0	0	0	1	3	21	8	2*	–	–	–			
TIL[a] kum. %	–	–	0,0	0,0	0,0	0,0	0,0	0,0	0,0	0,0	0,0	2,9	11,4	71,4	94,3	100,0	–	–	–			
SXT[b] abs.	–	0	3	13	6	4	2	2	0	0	0	0	0	5*	–	–	–	–	–	85,7		14,3
SXT[b] kum. %	–	0,0	8,6	45,7	62,9	74,3	80,0	85,7	85,7	85,7	85,7	85,7	85,7	100,0	–	–	–	–	–			

[a] kein Grenzwert verfügbar
[b] humanadaptierter Grenzwert aus Tabelle 2B des Dokuments VET01-S2
[c] humanmedizinischer EUCAST-Grenzwert
* Anzahl Stämme, deren MHK größer als die höchste getestete Konzentration ist
S [%]: Prozent empfindliche Stämme; **I [%]**: Prozent intermediäre Stämme; **R [%]**: Prozent resistente Stämme; **abs.**: absolut; **kum. %**: kumulativ in %; **Querstrich**: Konzentration nicht getestet

Tab. 53   Verteilung der MHK der vom Kleintier isolierten *Escherichia-coli*-Stämme, Indikation: Infektionen des Gastrointestinaltraktes (2011)

AW	MHK [mg/L]	0,008	0,015	0,03	0,06	0,12	0,25	0,5	1	2	4	8	16	32	64	128	256	512	1.024	>1.024	S [%]	I [%]	R [%]
AMC[b]	abs.	–	–	0	0	0	0	0	0	0	13	8	0	0	0	–	–	–	–	–	100,0	0,0	0,0
	kum. %	–	–	0,0	0,0	0,0	0,0	0,0	0,0	0,0	61,9	100,0	100,0	100,0	100,0	–	–	–	–	–			
AMP[b]	abs.	–	–	0	0	0	0	0	0	2	10	1	0	0	0	8*	–	–	–	–	61,9	0,0	38,1
	kum. %	–	–	0,0	0,0	0,0	0,0	0,0	0,0	9,5	57,1	61,9	61,9	61,9	61,9	100,0	–	–	–	–			
APR[a]	abs.	–	–	0	0	0	0	0	0	1	14	4	1	0	0	–	–	–	–	–			
	kum. %	–	–	0,0	0,0	0,0	0,0	0,0	0,0	5,0	75,0	95,0	100,0	100,0	100,0	–	–	–	–	–			
CPZ[a]	abs.	–	–	–	0	5	7	1	2	2	2	2	0	0	–	–	–	–	–	–			
	kum. %	–	–	–	0,0	23,8	57,1	61,9	71,4	81,0	90,5	100,0	100,0	100,0	–	–	–	–	–	–			
CTX[a]	abs.	–	0	6	12	3	0	0	0	0	0	0	0	0	–	–	–	–	–	–			
	kum. %	–	0,0	28,6	85,7	100,0	100,0	100,0	100,0	100,0	100,0	100,0	100,0	100,0	–	–	–	–	–	–			
CQN[a]	abs.	–	0	10	10	0	1	0	0	0	0	0	0	0	–	–	–	–	–	–			
	kum. %	–	0,0	47,6	95,2	95,2	100,0	100,0	100,0	100,0	100,0	100,0	100,0	100,0	–	–	–	–	–	–			
XNL[a]	abs.	–	–	0	0	3	9	9	0	0	0	0	0	0	0	–	–	–	–	–			
	kum. %	–	–	0,0	0,0	14,3	57,1	100,0	100,0	100,0	100,0	100,0	100,0	100,0	100,0	–	–	–	–	–			
CHL[b]	abs.	–	–	–	–	–	–	0	0	0	7	10	0	3	0	0	1	–	–	–	81,0	0,0	19,0
	kum. %	–	–	–	–	–	–	0,0	0,0	0,0	33,3	81,0	81,0	95,2	95,2	95,2	100,0	–	–	–			
CIP[c]	abs.	–	–	–	0	0	0	0	0	0	0	7	4	0	0	0	–	–	–	–	63,6	36,4	0,0
	kum. %	–	–	–	0,0	0,0	0,0	0,0	0,0	0,0	0,0	63,6	100,0	100,0	100,0	100,0	–	–	–	–			
COL[a]	abs.	–	–	0	0	0	0	11	10	0	0	0	0	–	–	–	–	–	–	–			
	kum. %	–	–	0,0	0,0	0,0	0,0	52,4	100,0	100,0	100,0	100,0	100,0	–	–	–	–	–	–	–			
DOX[a]	abs.	–	–	–	0	0	0	0	8	7	0	2	1	3	0	0	–	–	–	–			
	kum. %	–	–	–	0,0	0,0	0,0	0,0	38,1	71,4	71,4	81,0	85,7	100,0	100,0	100,0	–	–	–	–			
ENR[a]	abs.	0	1	14	0	1	0	1	0	0	0	0	3	1*	–	–	–	–	–	–	81,0	0,0	19,0
	kum. %	0,0	4,8	71,4	71,4	76,2	76,2	81,0	81,0	81,0	81,0	81,0	95,2	100,0	–	–	–	–	–	–			
FFN[a]	abs.	–	–	–	–	0	0	0	0	0	10	9	2	0	0	0	0	–	–	–			
	kum. %	–	–	–	–	0,0	0,0	0,0	0,0	0,0	47,6	90,5	100,0	100,0	100,0	100,0	100,0	–	–	–			
GEN	abs.	–	–	–	–	0	0	6	13	1	0	0	0	0	1	0	0	–	–	–	95,2	0,0	4,8
	kum. %	–	–	–	–	0,0	0,0	28,6	90,5	95,2	95,2	95,2	95,2	95,2	100,0	100,0	100,0	–	–	–			
IPM[b]	abs.	–	0	0	0	12	9	0	0	0	0	0	0	0	–	–	–	–	–	–	100,0	0,0	0,0
	kum. %	–	0,0	0,0	0,0	57,1	100,0	100,0	100,0	100,0	100,0	100,0	100,0	100,0	–	–	–	–	–	–			
MAR[a]	abs.	0	5	2	0	0	0	1	0	0	1	1	0	2*	–	–	–	–	–	–			
	kum. %	0,0	41,7	58,3	58,3	58,3	58,3	66,7	66,7	66,7	75,0	83,3	83,3	100,0	–	–	–	–	–	–			

Tab. 53 Fortsetzung

AW	MHK [mg/L]																		S [%]	I [%]	R [%]
		0,008	0,015	0,03	0,06	0,12	0,25	0,5	1	2	4	8	16	32	64	128	256	512	1.024	>1.024			
NAL[a]	abs.	–	–	–	0	0	0	0	1	13	2	0	0	0	0	0	5*	–	–	–			
	kum. %	–	–	–	0,0	0,0	0,0	0,0	4,8	66,7	76,2	76,2	76,2	76,2	76,2	76,2	100,0	–	–	–			
PEN[a]	abs.	–	0	0	0	0	0	0	0	0	0	0	0	11	10*	–	–	–	–			
	kum. %	–	0,0	0,0	0,0	0,0	0,0	0,0	0,0	0,0	0,0	0,0	0,0	52,4	100,0	–	–	–	–			
SPI[a]	abs.	–	–	–	0	0	0	0	0	0	0	0	0	0	0	6	15*	–	–	–			
	kum. %	–	–	–	0,0	0,0	0,0	0,0	0,0	0,0	0,0	0,0	0,0	0,0	0,0	28,6	100,0	–	–	–			
SUL[b]	abs.	–	–	–	–	–	–	0	0	0	0	3	6	0	3	1	0	0	0	7*	0,0		60,0
	kum. %	–	–	–	–	–	–	0,0	0,0	0,0	0,0	15,0	45,0	45,0	60,0	65,0	65,0	65,0	65,0	100,0			
TET[b]	abs.	–	–	–	–	0	0	0	9	5	0	1	0	0	3	3	0	–	–	–	66,7	4,8	28,6
	kum. %	–	–	–	–	0,0	0,0	0,0	42,9	66,7	66,7	71,4	71,4	71,4	85,7	100,0	100,0	–	–	–			
TIA[a]	abs.	–	–	0	0	0	0	0	0	0	0	0	0	2	12	7*	–	–	–	–			
	kum. %	–	–	0,0	0,0	0,0	0,0	0,0	0,0	0,0	0,0	0,0	0,0	9,5	66,7	100,0	–	–	–	–			
TIL[a]	abs.	–	–	–	0	0	0	0	0	0	0	0	0	2	17	2	–	–	–	–			
	kum. %	–	–	–	0,0	0,0	0,0	0,0	0,0	0,0	0,0	0,0	0,0	9,5	90,5	100,0	–	–	–	–			
SXT[b]	abs.	–	0	2	9	2	2	2	0	0	0	0	0	0	4*	–	–	–	–	–	81,1		19,0
	kum. %	–	0,0	9,5	52,4	61,9	71,4	81,0	81,0	81,0	81,0	81,0	81,0	81,0	100,0	–	–	–	–	–			

[a] kein Grenzwert verfügbar
[b] humanadaptierter Grenzwert aus Tabelle 2B des Dokuments VET01-S2
[c] humanmedizinischer EUCAST-Grenzwert
* Anzahl Stämme, deren MHK größer als die höchste getestete Konzentration ist
S [%]: Prozent empfindliche Stämme; **I [%]**: Prozent intermediäre Stämme; **R [%]**: Prozent resistente Stämme; **abs.**: absolut; **kum. %**: kumulativ in %; **Querstrich**: Konzentration nicht getestet

Tab. 54 Verteilung der MHK der vom Kleintier isolierten *Escherichia-coli*-Stämme (N = 18), Indikation: Infektionen des Gastrointestinaltraktes (2012)

AW		MHK [mg/L] 0,008	0,015	0,03	0,06	0,12	0,25	0,5	1	2	4	8	16	32	64	128	256	512	1.024	>1.024	S [%]	I [%]	R [%]
AMCᵇ	abs.	–	–	0	0	0	0	0	0	3	7	6	0	2	0	–	–	–	–	–	88,9	0,0	11,1
	kum. %	–	–	0,0	0,0	0,0	0,0	0,0	0,0	16,7	55,6	88,9	88,9	100,0	100,0	–	–	–	–	–			
AMPᵇ	abs.	–	–	0	0	0	0	0	0	3	7	0	0	0	0	8*	–	–	–	–	0,0	0,0	100,0
	kum. %	–	–	0,0	0,0	0,0	0,0	0,0	0,0	16,7	55,6	55,6	55,6	55,6	55,6	100,0	–	–	–	–			
APRᵃ	abs.	–	–	0	0	0	0	0	0	1	9	5	0	0	0	1*	–	–	–	–			
	kum. %	–	–	0,0	0,0	0,0	0,0	0,0	0,0	6,3	62,5	93,8	93,8	93,8	93,8	100,0	–	–	–	–			
CPZᵃ	abs.	–	–	–	0	6	4	1	1	1	1	1	1	0	2*	–	–	–	–	–			
	kum. %	–	–	–	0,0	33,3	55,6	61,1	66,7	72,2	77,8	83,3	88,9	88,9	100,0	–	–	–	–	–			
CTXᵃ	abs.	–	0	4	10	2	0	0	0	0	0	0	0	0	2*	–	–	–	–	–			
	kum. %	–	0,0	22,2	77,8	88,9	88,9	88,9	88,9	88,9	88,9	88,9	88,9	88,9	100,0	–	–	–	–	–			
CQNᵃ	abs.	–	0	7	7	2	0	0	0	0	0	0	0	0	2*	–	–	–	–	–			
	kum. %	–	0,0	38,9	77,8	88,9	88,9	88,9	88,9	88,9	88,9	88,9	88,9	88,9	100,0	–	–	–	–	–			
XNLᵃ	abs.	–	–	0	0	4	9	3	0	0	0	0	0	0	0	2*	–	–	–	–			
	kum. %	–	–	0,0	0,0	22,2	72,2	88,9	88,9	88,9	88,9	88,9	88,9	88,9	88,9	100,0	–	–	–	–			
CHLᵇ	abs.	–	–	–	–	–	–	0	0	0	3	13	2	0	0	0	0	–	–	–	88,9	11,1	0,0
	kum. %	–	–	–	–	–	–	0,0	0,0	0,0	16,7	88,9	100,0	100,0	100,0	100,0	100,0	–	–	–			
CIPᶜ	abs.	1	12	1	0	0	0	0	0	0	0	0	2	2*	–	–	–	–	–	–	77,8		22,2
	kum. %	5,6	72,2	77,8	77,8	77,8	77,8	77,8	77,8	77,8	77,8	77,8	88,9	100,0	–	–	–	–	–	–			
COLᵃ	abs.	–	–	0	0	0	0	4	14	0	0	0	0	–	–	–	–	–	–	–			
	kum. %	–	–	0,0	0,0	0,0	0,0	22,2	100,0	100,0	100,0	100,0	100,0	–	–	–	–	–	–	–			
DOXᵃ	abs.	–	–	–	0	0	0	0	4	5	1	0	5	2	1	0	–	–	–	–			
	kum. %	–	–	–	0,0	0,0	0,0	0,0	22,2	50,0	55,6	55,6	83,3	94,4	100,0	100,0	–	–	–	–			
ENRᵃ	abs.	0	2	12	0	0	0	0	0	0	0	0	0	4*	–	–	–	–	–	–			
	kum. %	0,0	11,1	77,8	77,8	77,8	77,8	77,8	77,8	77,8	77,8	77,8	77,8	100,0	–	–	–	–	–	–			
FFNᵃ	abs.	–	–	–	–	0	0	0	0	0	3	15	0	0	0	0	0	–	–	–			
	kum. %	–	–	–	–	0,0	0,0	0,0	0,0	0,0	16,7	100,0	100,0	100,0	100,0	100,0	100,0	–	–	–			
GEN	abs.	–	–	–	–	0	0	12	4	1	0	1	0	0	0	0	0	–	–	–	94,4	0,0	5,6
	kum. %	–	–	–	–	0,0	0,0	66,7	88,9	94,4	94,4	100,0	100,0	100,0	100,0	100,0	100,0	–	–	–			
IPMᵇ	abs.	–	0	0	0	7	10	1	0	0	0	0	0	0	–	–	–	–	–	–	100,0	0,0	0,0
	kum. %	–	0,0	0,0	0,0	38,9	94,4	100,0	100,0	100,0	100,0	100,0	100,0	100,0	–	–	–	–	–	–			
MARᵃ	abs.	0	9	5	0	0	0	0	0	0	0	1	3	–	–	–	–	–	–	–			
	kum. %	0,0	50,0	77,8	77,8	77,8	77,8	77,8	77,8	77,8	77,8	83,3	100,0	–	–	–	–	–	–	–			

Tab. 54 Fortsetzung

AW		0,008	0,015	0,03	0,06	0,12	0,25	0,5	1	2	4	8	16	32	64	128	256	512	1.024	>1.024	S [%]	I [%]	R [%]
	MHK [mg/L]																						
NAL[a]	abs.	–	–	–	0	0	0	0	2	10	2	0	0	0	0	0	4*	–	–	–			
	kum. %	–	–	–	0,0	0,0	0,0	0,0	11,1	66,7	77,8	77,8	77,8	77,8	77,8	77,8	100,0	–	–	–			
PEN[a]	abs.	–	0	0	0	0	0	0	0	0	0	0	0	9	9*	–	–	–	–	–			
	kum. %	–	0,0	0,0	0,0	0,0	0,0	0,0	0,0	0,0	0,0	0,0	0,0	50,0	100,0	–	–	–	–	–			
SPI[a]	abs.	–	–	–	0	0	0	0	0	0	0	0	0	0	0	13	5*	–	–	–			
	kum. %	–	–	–	0,0	0,0	0,0	0,0	0,0	0,0	0,0	0,0	0,0	0,0	0,0	72,2	100,0	–	–	–			
SUL[b]	abs.	–	–	–	–	–	–	0	0	0	0	1	3	2	1	0	0	0	0	9*	0,0		43,8
	kum. %	–	–	–	–	–	–	0,0	0,0	0,0	0,0	6,3	25,0	37,5	43,8	43,8	43,8	43,8	43,8	100,0			
TET[b]	abs.	–	–	–	–	0	0	0	6	4	0	0	0	0	1	7	0	–	–	–	55,6	0,0	44,4
	kum. %	–	–	–	–	0,0	0,0	0,0	33,3	55,6	55,6	55,6	55,6	55,6	61,1	100,0	100,0	–	–	–			
TIA[a]	abs.	–	–	0	0	0	0	0	0	0	0	0	0	2	8	8*	–	–	–	–			
	kum. %	–	–	0,0	0,0	0,0	0,0	0,0	0,0	0,0	0,0	0,0	0,0	11,1	55,6	100,0	–	–	–	–			
TIL[a]	abs.	–	–	–	0	0	0	0	0	0	0	0	0	0	2	14	2	–	–	–			
	kum. %	–	–	–	0,0	0,0	0,0	0,0	0,0	0,0	0,0	0,0	0,0	0,0	11,1	88,9	100,0	–	–	–			
SXT[b]	abs.	–	0	2	6	3	2	0	0	0	0	0	0	0	5*	–	–	–	–	–	72,2		27,8
	kum. %	–	0,0	11,1	44,4	61,1	72,2	72,2	72,2	72,2	72,2	72,2	72,2	72,2	100,0	–	–	–	–	–			

[a] kein Grenzwert verfügbar
[b] humanadaptierter Grenzwert aus Tabelle 2B des Dokuments VET01-S2
[c] humanmedizinischer EUCAST-Grenzwert
* Anzahl Stämme, deren MHK größer als die höchste getestete Konzentration ist
S [%]: Prozent empfindliche Stämme; **I [%]**: Prozent intermediäre Stämme; **R [%]**: Prozent resistente Stämme; **abs.**: absolut; **kum. %**: kumulativ in %; **Querstrich**: Konzentration nicht getestet

Tab. 55 Verteilung der MHK der vom Hund isolierten *Escherichia-coli*-Stämme (N = 23), Indikation: Infektionen des Urogenitaltraktes (2011)

AW		MHK [mg/L]																		S [%]	I [%]	R [%]
		0,008	0,015	0,03	0,06	0,12	0,25	0,5	1	2	4	8	16	32	64	128	256	512	1.024	>1.024			
AMCᵇ	abs.	–	–	0	0	0	0	0	0	2	13	6	2	0	0	–	–	–	–	–	91,3	8,7	0,0
	kum. %	–	–	0,0	0,0	0,0	0,0	0,0	0,0	8,7	65,2	91,3	100,0	100,0	100,0	–	–	–	–	–			
AMPᵇ	abs.	–	–	0	0	0	0	0	0	6	10	0	0	0	0	7*	–	–	–	–	69,6	0,0	30,4
	kum. %	–	–	0,0	0,0	0,0	0,0	0,0	0,0	26,1	69,6	69,6	69,6	69,6	69,6	100,0	–	–	–	–			
APRᵃ	abs.	–	–	0	0	0	0	0	0	3	9	7	0	0	0	–	–	–	–	–			
	kum. %	–	–	0,0	0,0	0,0	0,0	0,0	0,0	15,8	63,2	100,0	100,0	100,0	100,0	–	–	–	–	–			
CPZᵃ	abs.	–	–	–	1	3	8	4	0	1	0	2	0	2	2*	–	–	–	–	–			
	kum. %	–	–	–	4,3	17,4	52,2	69,6	69,6	73,9	73,9	82,6	82,6	91,3	100,0	–	–	–	–	–			
CTXᵃ	abs.	–	0	7	12	2	1	0	0	0	0	1	0	0	–	–	–	–	–	–			
	kum. %	–	0,0	30,4	82,6	91,3	95,7	95,7	95,7	95,7	95,7	100,0	100,0	100,0	–	–	–	–	–	–			
CQNᵃ	abs.	–	0	9	10	3	0	0	0	0	0	1	0	0	–	–	–	–	–	–			
	kum. %	–	0,0	39,1	82,6	95,7	95,7	95,7	95,7	95,7	95,7	100,0	100,0	100,0	–	–	–	–	–	–			
XNLᵃ	abs.	–	–	0	0	5	12	4	1	0	0	0	1	0	0	–	–	–	–	–			
	kum. %	–	–	0,0	0,0	21,7	73,9	91,3	95,7	95,7	95,7	95,7	100,0	100,0	100,0	–	–	–	–	–			
CHLᵇ	abs.	–	–	–	–	–	–	0	0	0	8	8	3	1	0	0	1	2*	–	–	69,6	13,0	17,4
	kum. %	–	–	–	–	–	–	0,0	0,0	0,0	34,8	69,6	82,6	87,0	87,0	87,0	91,3	100,0	–	–			
CEFᵇ	abs.	–	–	–	0	0	0	0	0	0	0	7	5	1	1	0	–	–	–	–	50,0	35,7	14,3
	kum. %	–	–	–	0,0	0,0	0,0	0,0	0,0	0,0	0,0	50,0	85,7	92,9	100,0	100,0	–	–	–	–			
COLᵃ	abs.	–	–	0	0	0	0	8	15	0	0	0	0	–	–	–	–	–	–	–			
	kum. %	–	–	0,0	0,0	0,0	0,0	34,8	100,0	100,0	100,0	100,0	100,0	–	–	–	–	–	–	–			
DOXᵃ	abs.	–	–	0	0	0	0	9	7	3	0	1	1	2	0	–	–	–	–	–			
	kum. %	–	–	0,0	0,0	0,0	0,0	39,1	69,6	82,6	82,6	87,0	91,3	100,0	100,0	–	–	–	–	–			
ENRᵃ	abs.	0	4	13	1	2	0	1	0	0	0	0	0	2*	–	–	–	–	–	–	91,3	0,0	8,7
	kum. %	0,0	17,4	73,9	78,3	87,0	87,0	91,3	91,3	91,3	91,3	91,3	91,3	100,0	–	–	–	–	–	–			
FFNᵃ	abs.	–	–	–	–	0	0	0	0	1	9	11	2	0	0	0	0	–	–	–			
	kum. %	–	–	–	–	0,0	0,0	0,0	0,0	4,3	43,5	91,3	100,0	100,0	100,0	100,0	100,0	–	–	–			
GEN	abs.	–	–	–	–	0	0	8	11	3	0	0	0	0	1	0	0	–	–	–	95,7	0,0	4,3
	kum. %	–	–	–	–	0,0	0,0	34,8	82,6	95,7	95,7	95,7	95,7	95,7	100,0	100,0	100,0	–	–	–			
IPMᵇ	abs.	–	0	0	0	9	13	1	0	0	0	0	0	–	–	–	–	–	–	–	100,0	0,0	0,0
	kum. %	–	0,0	0,0	0,0	39,1	95,7	100,0	100,0	100,0	100,0	100,0	100,0	100,0	–	–	–	–	–	–			
MAR	abs.	0	6	1	0	0	0	1	0	0	0	0	0	1*	–	–	–	–	–	–	88,9	0,0	11,1
	kum. %	0,0	66,7	77,8	77,8	77,8	77,8	88,9	88,9	88,9	88,9	88,9	88,9	100,0	–	–	–	–	–	–			

Tab. 55 Fortsetzung

AW	MHK [mg/L]																		S [%]	I [%]	R [%]
		0,008	0,015	0,03	0,06	0,12	0,25	0,5	1	2	4	8	16	32	64	128	256	512	1.024	>1.024
NAL[a]	abs.	–	–	–	0	0	0	0	3	12	4	0	0	1	0	0	3*	–	–	–			
	kum. %	–	–	–	0,0	0,0	0,0	0,0	13,0	65,2	82,6	82,6	82,6	87,0	87,0	87,0	100,0	–	–	–			
PEN[a]	abs.	–	0	0	0	0	0	0	0	0	0	0	1	13	9*	–	–	–	–	–			
	kum. %	–	0,0	0,0	0,0	0,0	0,0	0,0	0,0	0,0	0,0	0,0	4,3	60,9	100,0	–	–	–	–	–			
SPI[a]	abs.	–	–	–	0	0	0	0	0	0	0	0	0	0	1	13	9*	–	–	–			
	kum. %	–	–	–	0,0	0,0	0,0	0,0	0,0	0,0	0,0	0,0	0,0	0,0	4,3	60,9	100,0	–	–	–			
SUL[b]	abs.	–	–	–	–	–	–	0	0	0	0	3	6	2	1	1	0	0	0	6*	68,4		31,6
	kum. %	–	–	–	–	–	–	0,0	0,0	0,0	0,0	15,8	47,4	57,9	63,2	68,4	68,4	68,4	68,4	100,0			
TET[b]	abs.	–	–	–	–	0	0	0	7	9	2	1	0	0	0	2	2	–	–	–	78,3	4,3	17,4
	kum. %	–	–	–	–	0,0	0,0	0,0	30,4	69,6	78,3	82,6	82,6	82,6	82,6	91,3	100,0	–	–	–			
TIA[a]	abs.	–	–	0	0	0	0	0	0	0	0	0	0	3	12	8*	–	–	–	–			
	kum. %	–	–	0,0	0,0	0,0	0,0	0,0	0,0	0,0	0,0	0,0	0,0	13,0	65,2	100,0	–	–	–	–			
TIL[a]	abs.	–	–	–	0	0	0	0	0	0	0	0	0	3	15	5	–	–	–	–			
	kum. %	–	–	–	0,0	0,0	0,0	0,0	0,0	0,0	0,0	0,0	0,0	13,0	78,3	100,0	–	–	–	–			
SXT[b]	abs.	–	0	4	10	2	0	2	0	1	0	0	0	0	4*	–	–	–	–	–	82,6		17,4
	kum. %	–	0,0	17,4	60,9	69,6	69,6	78,3	78,3	82,6	82,6	82,6	82,6	82,6	100,0	–	–	–	–	–			

[a] kein Grenzwert verfügbar
[b] humanadaptierter Grenzwert aus Tabelle 2B des Dokuments VET01-S2
[c] humanmedizinischer EUCAST-Grenzwert
* Anzahl Stämme, deren MHK größer als die höchste getestete Konzentration ist
S [%]: Prozent empfindliche Stämme; **I [%]**: Prozent intermediäre Stämme; **R [%]**: Prozent resistente Stämme; **abs.**: absolut; **kum. %**: kumulativ in %; **Querstrich**: Konzentration nicht getestet

Tab. 56 Verteilung der MHK der von der Katze isolierten *Escherichia-coli*-Stämme (N = 9), Indikation: Infektionen des Urogenitaltraktes (2011)

AW	MHK [mg/L]																			S [%]	I [%]	R [%]
	0,008	0,015	0,03	0,06	0,12	0,25	0,5	1	2	4	8	16	32	64	128	256	512	1.024	>1.024			
AMC[b] abs.	–	–	0	0	0	0	0	0	1	5	3	0	0	0	–	–	–	–	–	100,0	0,0	0,0
AMC[b] kum. %	–	–	0,0	0,0	0,0	0,0	0,0	0,0	11,1	66,7	100,0	100,0	100,0	100,0	–	–	–	–	–			
AMP[b] abs.	–	–	0	0	0	0	0	0	2	4	0	0	0	0	3*	–	–	–	–	66,7	0,0	33,3
AMP[b] kum. %	–	–	0,0	0,0	0,0	0,0	0,0	0,0	22,2	66,7	66,7	66,7	66,7	66,7	100,0	–	–	–	–			
APR[a] abs.	–	–	0	0	0	0	0	0	0	3	1	0	0	0	–	–	–	–	–			
APR[a] kum. %	–	–	0,0	0,0	0,0	0,0	0,0	0,0	0,0	75,0	100,0	100,0	100,0	100,0	–	–	–	–	–			
CPZ[a] abs.	–	–	–	1	2	2	1	1	2	0	0	0	0	2*	–	–	–	–	–			
CPZ[a] kum. %	–	–	–	9,1	27,3	45,5	54,5	63,6	81,8	81,8	81,8	81,8	81,8	100,0	–	–	–	–	–			
CTX[a] abs.	–	1	1	7	0	0	0	0	0	0	0	0	0	–	–	–	–	–	–			
CTX[a] kum. %	–	11,1	22,2	100,0	100,0	100,0	100,0	100,0	100,0	100,0	100,0	100,0	100,0	–	–	–	–	–	–			
CQN[a] abs.	–	1	4	4	0	0	0	0	0	0	0	0	0	–	–	–	–	–	–			
CQN[a] kum. %	–	11,1	55,6	100,0	100,0	100,0	100,0	100,0	100,0	100,0	100,0	100,0	100,0	–	–	–	–	–	–			
XNL[a] abs.	–	–	0	1	2	6	0	0	0	0	0	0	0	–	–	–	–	–	–			
XNL[a] kum. %	–	–	0,0	11,1	33,3	100,0	100,0	100,0	100,0	100,0	100,0	100,0	100,0	–	–	–	–	–	–			
CHL[b] abs.	–	–	–	–	–	–	0	0	0	4	3	0	1	1	0	0	–	–	–	77,8	0,0	22,2
CHL[b] kum. %	–	–	–	–	–	–	0,0	0,0	0,0	44,4	77,8	77,8	88,9	100,0	100,0	100,0	–	–	–			
CIP[c] abs.	1	2	0	0	0	0	0	0	0	0	0	2	–	–	–	–	–	–	–	60,0		40,0
CIP[c] kum. %	20,0	60,0	60,0	60,0	60,0	60,0	60,0	60,0	60,0	60,0	60,0	100,0	–	–	–	–	–	–	–			
COL[a] abs.	–	–	0	0	0	0	7	2	0	0	0	0	–	–	–	–	–	–	–			
COL[a] kum. %	–	–	0,0	0,0	0,0	0,0	77,8	100,0	100,0	100,0	100,0	100,0	–	–	–	–	–	–	–			
DOX[a] abs.	–	–	–	0	0	0	1	3	2	0	0	0	3	0	0	–	–	–	–			
DOX[a] kum. %	–	–	–	0,0	0,0	0,0	11,1	44,4	66,7	66,7	66,7	66,7	100,0	100,0	100,0	–	–	–	–			
ENR[a] abs.	0	3	3	0	0	0	0	0	0	0	1	1	1*	–	–	–	–	–	–	66,7	0,0	33,3
ENR[a] kum. %	0,0	33,3	66,7	66,7	66,7	66,7	66,7	66,7	66,7	66,7	77,8	88,9	100,0	–	–	–	–	–	–			
FFN[a] abs.	–	–	–	–	0	0	0	0	0	5	4	0	0	0	0	0	–	–	–			
FFN[a] kum. %	–	–	–	–	0,0	0,0	0,0	0,0	0,0	55,6	100,0	100,0	100,0	100,0	100,0	100,0	–	–	–			
GEN abs.	–	–	–	–	0	0	5	2	1	1	0	0	0	0	0	0	–	–	–	88,9	11,1	0,0
GEN kum. %	–	–	–	–	0,0	0,0	55,6	77,8	88,9	100,0	100,0	100,0	100,0	100,0	100,0	100,0	–	–	–			
IPM[b] abs.	–	0	0	0	5	4	0	0	0	0	0	0	0	–	–	–	–	–	–	100,0	0,0	0,0
IPM[b] kum. %	–	0,0	0,0	0,0	55,6	100,0	100,0	100,0	100,0	100,0	100,0	100,0	100,0	–	–	–	–	–	–			
MAR[a] abs.	0	3	2	0	0	0	0	0	0	0	2	0	1*	–	–	–	–	–	–			
MAR[a] kum. %	0,0	37,5	62,5	62,5	62,5	62,5	62,5	62,5	62,5	62,5	87,5	87,5	100,0	–	–	–	–	–	–			

Tab. 56   Fortsetzung

AW		MHK [mg/L]																		S [%]	I [%]	R [%]
		0,008	0,015	0,03	0,06	0,12	0,25	0,5	1	2	4	8	16	32	64	128	256	512	1.024	>1.024			
NAL[a]	abs.	–	–	–	0	0	0	0	1	5	0	0	0	0	0	0	3*	–	–	–			
	kum. %	–	–	–	0,0	0,0	0,0	0,0	11,1	66,7	66,7	66,7	66,7	66,7	66,7	66,7	100,0	–	–	–			
PEN[a]	abs.	–	0	0	0	0	0	0	0	0	0	1	0	5	12*	–	–	–	–	–			
	kum. %	–	0,0	0,0	0,0	0,0	0,0	0,0	0,0	0,0	0,0	5,6	5,6	33,3	100,0	–	–	–	–	–			
SPI[a]	abs.	–	–	–	0	0	0	0	0	0	0	0	0	0	2	6	1*	–	–	–			
	kum. %	–	–	–	0,0	0,0	0,0	0,0	0,0	0,0	0,0	0,0	0,0	0,0	22,2	88,9	100,0	–	–	–			
SUL[b]	abs.	–	–	–	–	–	–	0	0	0	0	1	0	0	2	0	0	0	0	1*	75,0		25,0
	kum. %	–	–	–	–	–	–	0,0	0,0	0,0	0,0	25,0	25,0	25,0	75,0	75,0	75,0	75,0	75,0	100,0			
TET[b]	abs.	–	–	–	–	0	0	1	4	1	0	0	0	0	0	2	1	–	–	–	66,7	0,0	33,3
	kum. %	–	–	–	–	0,0	0,0	11,1	55,6	66,7	66,7	66,7	66,7	66,7	66,7	88,9	100,0	–	–	–			
TIA[a]	abs.	–	–	0	0	0	0	0	0	0	0	0	0	2	4	3*	–	–	–	–			
	kum. %	–	–	0,0	0,0	0,0	0,0	0,0	0,0	0,0	0,0	0,0	0,0	22,2	66,7	100,0	–	–	–	–			
TIL[a]	abs.	–	–	–	0	0	0	0	0	0	0	0	0	1	8	0	–	–	–	–			
	kum. %	–	–	–	0,0	0,0	0,0	0,0	0,0	0,0	0,0	0,0	0,0	11,1	100,0	100,0	–	–	–	–			
SXT[b]	abs.	–	0	2	3	1	1	0	0	0	0	0	0	0	2*	–	–	–	–	–	77,8		22,2
	kum. %	–	0,0	22,2	55,6	66,7	77,8	77,8	77,8	77,8	77,8	77,8	77,8	77,8	100,0	–	–	–	–	–			

[a] kein Grenzwert verfügbar
[b] humanadaptierter Grenzwert aus Tabelle 2B des Dokuments VET01-S2
[c] humanmedizinischer EUCAST-Grenzwert
* Anzahl Stämme, deren MHK größer als die höchste getestete Konzentration ist
S [%]: Prozent empfindliche Stämme; **I [%]**: Prozent intermediäre Stämme; **R [%]**: Prozent resistente Stämme; **abs.**: absolut; **kum. %**: kumulativ in %; **Querstrich**: Konzentration nicht getestet

Tab. 57 Verteilung der MHK der vom Hund isolierten *Escherichia-coli*-Stämme (N = 22), Indikation: Infektionen des Urogenitaltraktes (2012)

AW		MHK [mg/L]																		S [%]	I [%]	R [%]
		0,008	0,015	0,03	0,06	0,12	0,25	0,5	1	2	4	8	16	32	64	128	256	512	1.024	>1.024			
AMC[b]	abs.	–	–	0	0	0	0	0	0	3	11	5	1	2	0	–	–	–	–	–	86,4	4,5	9,1
	kum. %	–	–	0,0	0,0	0,0	0,0	0,0	0,0	13,6	63,6	86,4	90,9	100,0	100,0	–	–	–	–	–			
AMP[b]	abs.	–	–	0	0	0	0	0	1	6	6	0	0	1	0	8*	–	–	–	–	59,1	0,0	40,9
	kum. %	–	–	0,0	0,0	0,0	0,0	0,0	4,5	31,8	59,1	59,1	59,1	63,6	63,6	100,0	–	–	–	–			
APR[a]	abs.	–	–	0	0	0	0	0	0	0	14	5	0	0	0	1*	–	–	–	–			
	kum. %	–	–	0,0	0,0	0,0	0,0	0,0	0,0	0,0	70,0	95,0	95,0	95,0	95,0	100,0	–	–	–	–			
CPZ[a]	abs.	–	–	–	1	5	6	3	1	0	1	2	0	0	3*	–	–	–	–	–			
	kum. %	–	–	–	4,5	27,3	54,5	68,2	72,7	72,7	77,3	86,4	86,4	86,4	100,0	–	–	–	–	–			
CTX[a]	abs.	–	0	7	8	2	0	2	0	0	0	0	0	0	3*	–	–	–	–	–			
	kum. %	–	0,0	31,8	68,2	77,3	77,3	86,4	86,4	86,4	86,4	86,4	86,4	86,4	100,0	–	–	–	–	–			
CQN[a]	abs.	–	1	7	9	1	0	0	0	0	1	0	0	1	2*	–	–	–	–	–			
	kum. %	–	4,5	36,4	77,3	81,8	81,8	81,8	81,8	81,8	86,4	86,4	86,4	90,9	100,0	–	–	–	–	–			
XNL[a]	abs.	–	–	0	0	5	10	2	2	0	0	0	0	0	0	3*	–	–	–	–			
	kum. %	–	–	0,0	0,0	22,7	68,2	77,3	86,4	86,4	86,4	86,4	86,4	86,4	86,4	100,0	–	–	–	–			
CHL[b]	abs.	–	–	–	–	–	–	0	0	0	3	11	1	0	1	2	2	2*	–	–	–	63,6	4,5	31,8
	kum. %	–	–	–	–	–	–	0,0	0,0	0,0	13,6	63,6	68,2	68,2	72,7	81,8	90,9	100,0	–	–	–			
CIP[c]	abs.	2	11	2	0	0	1	1	0	0	1	2	0	2*	–	–	–	–	–	–	–	77,3		22,7
	kum. %	9,1	59,1	68,2	68,2	68,2	72,7	77,3	77,3	77,3	81,8	90,9	90,9	100,0	–	–	–	–	–	–	–			
COL[a]	abs.	–	–	0	0	0	0	7	14	0	1	0	0	–	–	–	–	–	–	–	–			
	kum. %	–	–	0,0	0,0	0,0	0,0	31,8	95,5	95,5	100,0	100,0	100,0	–	–	–	–	–	–	–	–			
DOX[a]	abs.	–	–	–	0	0	0	1	7	8	1	0	0	4	1	0	–	–	–	–	–			
	kum. %	–	–	–	0,0	0,0	0,0	4,5	36,4	72,7	77,3	77,3	77,3	95,5	100,0	100,0	–	–	–	–	–			
ENR[a]	abs.	1	3	8	3	0	1	0	1	0	0	1	2	2*	–	–	–	–	–	–	–	72,7	4,5	22,7
	kum. %	4,5	18,2	54,5	68,2	68,2	72,7	72,7	77,3	77,3	77,3	81,8	90,9	100,0	–	–	–	–	–	–	–			
FFN[a]	abs.	–	–	–	–	0	0	0	0	0	5	12	1	0	1	1	1	1*	–	–	–			
	kum. %	–	–	–	–	0,0	0,0	0,0	0,0	0,0	22,7	77,3	81,8	81,8	86,4	90,9	95,5	100,0	–	–	–			
GEN	abs.	–	–	–	–	0	1	14	4	0	0	0	0	0	1	2	0	–	–	–	–	86,4	0,0	13,6
	kum. %	–	–	–	–	0,0	4,5	68,2	86,4	86,4	86,4	86,4	86,4	86,4	90,9	100,0	100,0	–	–	–	–			
IPM[b]	abs.	–	0	0	1	8	11	2	0	0	0	0	0	0	–	–	–	–	–	–	–	100,0	0,0	0,0
	kum. %	–	0,0	0,0	4,5	40,9	90,9	100,0	100,0	100,0	100,0	100,0	100,0	100,0	–	–	–	–	–	–	–			
MAR	abs.	0	8	6	0	1	1	0	1	0	1	2	2	–	–	–	–	–	–	–	–	77,3	0,0	22,7
	kum. %	0,0	36,4	63,6	63,6	68,2	72,7	72,7	77,3	77,3	81,8	90,9	100,0	–	–	–	–	–	–	–	–			

Tab. 57 Fortsetzung

AW	MHK [mg/L]																		S [%]	I [%]	R [%]
	0,008	0,015	0,03	0,06	0,12	0,25	0,5	1	2	4	8	16	32	64	128	256	512	1.024	>1.024			
NAL[a] abs.	–	–	–	0	0	0	0	2	10	2	0	0	0	1	1	6*	–	–	–			
NAL[a] kum. %	–	–	–	0,0	0,0	0,0	0,0	9,1	54,5	63,6	63,6	63,6	63,6	68,2	72,7	100,0	–	–	–			
PEN[a] abs.	–	0	0	0	0	0	0	0	0	0	0	3	6	13*	–	–	–	–	–			
PEN[a] kum. %	–	0,0	0,0	0,0	0,0	0,0	0,0	0,0	0,0	0,0	0,0	13,6	40,9	100,0	–	–	–	–	–			
SPI[a] abs.	–	–	0	0	0	0	0	0	0	0	0	0	0	1	12	9*	–	–	–			
SPI[a] kum. %	–	–	0,0	0,0	0,0	0,0	0,0	0,0	0,0	0,0	0,0	0,0	0,0	4,5	59,1	100,0	–	–	–			
SUL[b] abs.	–	–	–	–	–	–	0	0	0	0	0	1	6	4	0	0	1	2	8*	0,0		50,0
SUL[b] kum. %	–	–	–	–	–	–	0,0	0,0	0,0	0,0	0,0	4,5	31,8	50,0	50,0	50,0	54,5	63,6	100,0			
TET[b] abs.	–	–	–	–	0	0	0	5	10	1	1	0	0	0	3	2	–	–	–	72,7	4,5	22,7
TET[b] kum. %	–	–	–	–	0,0	0,0	0,0	22,7	68,2	72,7	77,3	77,3	77,3	77,3	90,9	100,0	–	–	–			
TIA[a] abs.	–	–	0	0	0	0	0	0	0	0	0	0	1	9	12*	–	–	–	–			
TIA[a] kum. %	–	–	0,0	0,0	0,0	0,0	0,0	0,0	0,0	0,0	0,0	0,0	4,5	45,5	100,0	–	–	–	–			
TIL[a] abs.	–	–	–	0	0	0	0	0	0	0	0	0	3	13	4	2*	–	–	–			
TIL[a] kum. %	–	–	–	0,0	0,0	0,0	0,0	0,0	0,0	0,0	0,0	0,0	13,6	72,7	90,9	100,0	–	–	–			
SXT[b] abs.	–	0	4	8	3	2	1	0	0	0	0	0	0	4*	–	–	–	–	–	81,8		18,2
SXT[b] kum. %	–	0,0	18,2	54,5	68,2	77,3	81,8	81,8	81,8	81,8	81,8	81,8	81,8	100,0	–	–	–	–	–			

[a] kein Grenzwert verfügbar
[b] humanadaptierter Grenzwert aus Tabelle 2B des Dokuments VET01-S2
[c] humanmedizinischer EUCAST-Grenzwert
* Anzahl Stämme, deren MHK größer als die höchste getestete Konzentration ist
S [%]: Prozent empfindliche Stämme; **I [%]**: Prozent intermediäre Stämme; **R [%]**: Prozent resistente Stämme; **abs.**: absolut; **kum. %**: kumulativ in %; **Querstrich**: Konzentration nicht getestet

Tab. 58 Verteilung der MHK der von der Katze isolierten *Escherichia-coli*-Stämme (N = 11), Indikation: Infektionen des Urogenitaltraktes (2012)

AW	MHK [mg/L]	0,008	0,015	0,03	0,06	0,12	0,25	0,5	1	2	4	8	16	32	64	128	256	512	1.024	>1.024	S [%]	I [%]	R [%]
AMC[b]	abs.	–	–	0	0	0	0	0	1	3	6	0	0	0	1	–	–	–	–	–	90,9	0,0	9,1
	kum. %	–	–	0,0	0,0	0,0	0,0	0,0	9,1	36,4	90,9	90,9	90,9	90,9	100,0	–	–	–	–	–			
AMP[b]	abs.	–	–	0	0	0	0	0	0	6	3	0	0	0	0	2*	–	–	–	–	81,8	0,0	18,2
	kum. %	–	–	0,0	0,0	0,0	0,0	0,0	0,0	54,5	81,8	81,8	81,8	81,8	81,8	100,0	–	–	–	–			
APR[a]	abs.	–	–	0	0	0	0	0	1	1	5	3	0	0	0	–	–	–	–	–			
	kum. %	–	–	0,0	0,0	0,0	0,0	0,0	10,0	20,0	70,0	100,0	100,0	100,0	100,0	–	–	–	–	–			
CPZ[a]	abs.	–	–	–	2	5	1	1	1	0	0	0	0	1	–	–	–	–	–	–			
	kum. %	–	–	–	18,2	63,6	72,7	81,8	90,9	90,9	90,9	90,9	90,9	100,0	–	–	–	–	–	–			
CTX[a]	abs.	–	0	4	5	1	0	0	0	0	0	1	0	0	–	–	–	–	–	–			
	kum. %	–	0,0	36,4	81,8	90,9	90,9	90,9	90,9	90,9	90,9	100,0	100,0	100,0	–	–	–	–	–	–			
CQN[a]	abs.	–	0	6	4	0	1	0	0	0	0	0	0	0	–	–	–	–	–	–			
	kum. %	–	0,0	54,5	90,9	90,9	100,0	100,0	100,0	100,0	100,0	100,0	100,0	100,0	–	–	–	–	–	–			
XNL[a]	abs.	–	–	0	0	4	5	1	0	0	0	1	0	0	0	–	–	–	–	–			
	kum. %	–	–	0,0	0,0	36,4	81,8	90,9	90,9	90,9	90,9	100,0	100,0	100,0	100,0	–	–	–	–	–			
CHL[b]	abs.	–	–	–	–	–	–	0	0	0	5	4	1	0	0	1	0	–	–	–	81,8	9,1	9,1
	kum. %	–	–	–	–	–	–	0,0	0,0	0,0	45,5	81,8	90,9	90,9	90,9	100,0	100,0	–	–	–			
CIP[c]	abs.	2	6	0	0	0	0	0	1	0	0	0	0	2*	–	–	–	–	–	–	72,7		27,3
	kum. %	18,2	72,7	72,7	72,7	72,7	72,7	72,7	81,8	81,8	81,8	81,8	81,8	100,0	–	–	–	–	–	–			
COL[a]	abs.	–	–	0	0	0	0	3	8	0	0	0	0	–	–	–	–	–	–	–			
	kum. %	–	–	0,0	0,0	0,0	0,0	27,3	100,0	100,0	100,0	100,0	100,0	–	–	–	–	–	–	–			
DOX[a]	abs.	–	–	–	0	0	0	0	4	3	0	1	2	1	0	0	–	–	–	–			
	kum. %	–	–	–	0,0	0,0	0,0	0,0	36,4	63,6	63,6	72,7	90,9	100,0	100,0	100,0	–	–	–	–			
ENR[a]	abs.	0	2	5	1	0	0	0	0	1	0	0	0	2*	–	–	–	–	–	–			
	kum. %	0,0	18,2	63,6	72,7	72,7	72,7	72,7	72,7	81,8	81,8	81,8	81,8	100,0	–	–	–	–	–	–			
FFN[a]	abs.	–	–	–	–	0	0	0	1	1	7	2	0	0	0	0	0	–	–	–			
	kum. %	–	–	–	–	0,0	0,0	0,0	9,1	18,2	81,8	100,0	100,0	100,0	100,0	100,0	100,0	–	–	–			
GEN	abs.	–	–	–	–	1	1	5	4	0	0	0	0	0	0	0	0	–	–	–	100,0	0,0	0,0
	kum. %	–	–	–	–	9,1	18,2	63,6	100,0	100,0	100,0	100,0	100,0	100,0	100,0	100,0	100,0	–	–	–			
IPM[b]	abs.	–	0	0	1	5	3	2	0	0	0	0	0	0	–	–	–	–	–	–	100,0	0,0	0,0
	kum. %	–	0,0	0,0	9,1	54,5	81,8	100,0	100,0	100,0	100,0	100,0	100,0	100,0	–	–	–	–	–	–			
MAR[a]	abs.	1	4	2	1	0	0	0	1	0	0	0	2	–	–	–	–	–	–	–			
	kum. %	9,1	45,5	63,6	72,7	72,7	72,7	72,7	81,8	81,8	81,8	81,8	100,0	–	–	–	–	–	–	–			

Tab. 58 Fortsetzung

AW		0,008	0,015	0,03	0,06	0,12	0,25	0,5	1	2	4	8	16	32	64	128	256	512	1.024	>1.024	S [%]	I [%]	R [%]
NAL[a]	abs.	–	–	–	0	0	0	0	1	5	2	0	0	0	0	0	3*	–	–	–			
	kum. %	–	–	–	0,0	0,0	0,0	0,0	9,1	54,5	72,7	72,7	72,7	72,7	72,7	72,7	100,0	–	–	–			
PEN[a]	abs.	–	0	0	0	0	0	0	0	0	1	0	1	7	2*	–	–	–	–	–			
	kum. %	–	0,0	0,0	0,0	0,0	0,0	0,0	0,0	0,0	9,1	9,1	18,2	81,8	100,0	–	–	–	–	–			
SPI[a]	abs.	–	–	–	0	0	0	0	0	0	0	0	0	0	1	7	3*	–	–	–			
	kum. %	–	–	–	0,0	0,0	0,0	0,0	0,0	0,0	0,0	0,0	0,0	0,0	9,1	72,7	100,0	–	–	–			
SUL[b]	abs.	–	–	–	–	–	–	0	0	0	0	1	2	3	2	0	0	0	0	2*		80,0		20,0
	kum. %	–	–	–	–	–	–	0,0	0,0	0,0	0,0	10,0	30,0	60,0	80,0	80,0	80,0	80,0	80,0	100,0				
TET[b]	abs.	–	–	–	–	0	0	0	1	6	0	0	0	1	2	1	0	–	–	–		63,6	0,0	36,4
	kum. %	–	–	–	–	0,0	0,0	0,0	9,1	63,6	63,6	63,6	63,6	72,7	90,9	100,0	100,0	–	–	–				
TIA[a]	abs.	–	–	0	0	0	0	0	0	0	0	0	0	0	6	5*	–	–	–	–			
	kum. %	–	–	0,0	0,0	0,0	0,0	0,0	0,0	0,0	0,0	0,0	0,0	0,0	54,5	100,0	–	–	–	–			
TIL[a]	abs.	–	–	–	0	0	0	0	0	0	0	0	0	0	10	1	–	–	–	–			
	kum. %	–	–	–	0,0	0,0	0,0	0,0	0,0	0,0	0,0	0,0	0,0	0,0	90,9	100,0	–	–	–	–			
SXT[b]	abs.	–	0	2	3	2	1	1	0	0	0	0	0	0	2*	–	–	–	–	–		81,8		18,2
	kum. %	–	0,0	18,2	45,5	63,6	72,7	81,8	81,8	81,8	81,8	81,8	81,8	81,8	100,0	–	–	–	–	–				

[a] kein Grenzwert verfügbar
[b] humanadaptierter Grenzwert aus Tabelle 2B des Dokuments VET01-S2
[c] humanmedizinischer EUCAST-Grenzwert
* Anzahl Stämme, deren MHK größer als die höchste getestete Konzentration ist
S [%]: Prozent empfindliche Stämme; **I [%]**: Prozent intermediäre Stämme; **R [%]**: Prozent resistente Stämme; **abs.**: absolut; **kum. %**: kumulativ in %; **Querstrich**: Konzentration nicht getestet

Tab. 59 Verteilung der MHK der vom Milchrind isolierten *Klebsiella*-spp.-Stämme (N = 68), Indikation: Mastitis (2012)

AW		MHK [mg/L]																		S [%]	I [%]	R [%]
		0,008	0,015	0,03	0,06	0,12	0,25	0,5	1	2	4	8	16	32	64	128	256	512	1.024	>1.024			
AMC[b]	abs.	–	–	0	0	0	0	0	5	40	11	7	3	0	2	–	–	–	–	–	92,6	4,4	2,9
	kum. %	–	–	0,0	0,0	0,0	0,0	0,0	7,4	66,2	82,4	92,6	97,1	97,1	100,0	–	–	–	–	–			
AMP[b]	abs.	–	–	0	0	0	0	0	2	1	3	3	5	26	17	11*	–	–	–	–	13,2	7,4	79,4
	kum. %	–	–	0,0	0,0	0,0	0,0	0,0	2,9	4,4	8,8	13,2	20,6	58,8	83,8	100,0	–	–	–	–			
CPZ[a]	abs.	–	–	–	2	6	28	14	11	5	0	1	1	0	0	0	0	–	–	–			
	kum. %	–	–	–	2,9	11,8	52,9	73,5	89,7	97,1	97,1	98,5	100,0	100,0	100,0	100,0	100,0	–	–	–			
CTX[a]	abs.	–	3	33	25	5	1	0	0	0	0	1	0	0	0	–	–	–	–	–			
	kum. %	–	4,4	52,9	89,7	97,1	98,5	98,5	98,5	98,5	98,5	100,0	100,0	100,0	100,0	–	–	–	–	–			
CQN[a]	abs.	–	0	31	34	1	1	0	0	0	1	0	0	0	0	–	–	–	–	–			
	kum. %	–	0,0	45,6	95,6	97,1	98,5	98,5	98,5	98,5	100,0	100,0	100,0	100,0	–	–	–	–	–	–			
XNL[a]	abs.	–	–	0	0	4	34	28	1	0	1	0	0	0	0	0	–	–	–	–			
	kum. %	–	–	0,0	0,0	5,9	55,9	97,1	98,5	98,5	100,0	100,0	100,0	100,0	100,0	100,0	–	–	–	–			
CHL[b]	abs.	–	–	–	-	-	-	0	0	8	46	12	0	0	0	0	0	2*	–	–	97,1	0,0	2,9
	kum. %	–	–	–	-	-	-	0,0	0,0	11,8	79,4	97,1	97,1	97,1	97,1	97,1	97,1	100,0	–	–			
CIP[a]	abs.	–	22	40	6	0	0	0	0	0	0	0	0	0	0	0	–	–	–	–			
	kum. %	–	32,4	91,2	100,0	100,0	100,0	100,0	100,0	100,0	100,0	100,0	100,0	100,0	100,0	100,0	–	–	–	–			
COL[a]	abs.	–	–	0	0	0	0	6	61	0	0	0	1	–	–	–	–	–	–	–			
	kum. %	–	–	0,0	0,0	0,0	0,0	8,8	98,5	98,5	98,5	98,5	100,0	–	–	–	–	–	–	–			
DOX[a]	abs.	–	–	–	0	0	0	0	12	39	4	1	7	5	0	0	–	–	–	–			
	kum. %	–	–	–	0,0	0,0	0,0	0,0	17,6	75,0	80,9	82,4	92,6	100,0	100,0	100,0	–	–	–	–			
ENR[a]	abs.	0	1	21	44	2	0	0	0	0	0	0	0	–	–	–	–	–	–	–			
	kum. %	0,0	1,5	32,4	97,1	100,0	100,0	100,0	100,0	100,0	100,0	100,0	100,0	–	–	–	–	–	–	–			
FFN[a]	abs.	–	–	–	–	0	0	0	2	9	37	18	2	0	0	0	0	–	–	–			
	kum. %	–	–	–	–	0,0	0,0	0,0	2,9	16,2	70,6	97,1	100,0	100,0	100,0	100,0	100,0	–	–	–			
GEN[b]	abs.	–	–	–	–	0	49	19	0	0	0	0	0	0	0	0	0	–	–	–	100,0	0,0	0,0
	kum. %	–	–	–	–	0,0	72,1	100,0	100,0	100,0	100,0	100,0	100,0	100,0	100,0	100,0	100,0	–	–	–			
IPM[b]	abs.	–	0	0	0	15	46	5	2	0	0	0	0	0	–	–	–	–	–	–	100,0	0,0	0,0
	kum. %	–	0,0	0,0	0,0	22,1	89,7	97,1	100,0	100,0	100,0	100,0	100,0	100,0	–	–	–	–	–	–			
MAR[a]	abs.	0	2	53	12	1	0	0	0	0	0	0	0	0	–	–	–	–	–	–			
	kum. %	0,0	2,9	80,9	98,5	100,0	100,0	100,0	100,0	100,0	100,0	100,0	100,0	100,0	–	–	–	–	–	–			
NAL[a]	abs.	–	–	–	0	0	0	0	0	44	21	3	0	0	0	0	–	–	–	–			
	kum. %	–	–	–	0,0	0,0	0,0	0,0	0,0	64,7	95,6	100,0	100,0	100,0	100,0	100,0	–	–	–	–			

Tab. 59 Fortsetzung

AW	MHK [mg/L]																		S [%]	I [%]	R [%]
	0,008	0,015	0,03	0,06	0,12	0,25	0,5	1	2	4	8	16	32	64	128	256	512	1.024	>1.024			
NEO[a] abs.	–	–	–	–	0	0	44	19	3	0	0	0	1	1	0	0	–	–	–			
NEO[a] kum. %	–	–	–	–	0,0	0,0	64,7	92,6	97,1	97,1	97,1	97,1	98,5	100,0	100,0	100,0	–	–	–			
PEN[a] abs.	–	0	0	0	0	0	0	0	0	0	2	1	5	60*	–	–	–	–	–			
PEN[a] kum. %	–	0,0	0,0	0,0	0,0	0,0	0,0	0,0	0,0	0,0	2,9	4,4	11,8	100,0	–	–	–	–	–			
SPI[a] abs.	–	0	0	0	0	0	0	0	0	0	0	0	0	0	3	65*	–	–	–			
SPI[a] kum. %	–	0,0	0,0	0,0	0,0	0,0	0,0	0,0	0,0	0,0	0,0	0,0	0,0	0,0	4,4	100,0	–	–	–			
STR[a] abs.	–	–	–	0	0	0	0	0	13	40	4	2	6	2	0	1	–	–	–			
STR[a] kum. %	–	–	–	0,0	0,0	0,0	0,0	0,0	19,1	77,9	83,8	86,8	95,6	98,5	98,5	100,0	–	–	–			
TET[b] abs.	–	–	–	–	0	0	0	20	35	1	0	0	0	2	7	3	–	–	–	82,4	0,0	17,6
TET[b] kum. %	–	–	–	–	0,0	0,0	0,0	29,4	80,9	82,4	82,4	82,4	82,4	85,3	95,6	100,0	–	–	–			
TIA[a] abs.	–	–	0	0	0	0	0	0	0	0	0	0	0	3	65*	–	–	–	–			
TIA[a] kum. %	–	–	0,0	0,0	0,0	0,0	0,0	0,0	0,0	0,0	0,0	0,0	0,0	4,4	100,0	–	–	–	–			
TIL[a] abs.	–	–	–	0	0	0	0	0	0	0	0	0	0	3	7	58*	–	–	–			
TIL[a] kum. %	–	–	–	0,0	0,0	0,0	0,0	0,0	0,0	0,0	0,0	0,0	0,0	4,4	14,7	100,0	–	–	–			
SXT[b] abs.	–	3	1	24	31	7	0	2	0	0	0	0	0	–	–	–	–	–	–	100,0		0,0
SXT[b] kum. %	–	4,4	5,9	41,2	86,8	97,1	97,1	100,0	100,0	100,0	100,0	100,0	100,0	–	–	–	–	–	–			

[a] kein Grenzwert verfügbar
[b] humanadaptierter Grenzwert aus Tabelle 2B des Dokuments VET01-S2
[c] humanmedizinischer EUCAST-Grenzwert
* Anzahl Stämme, deren MHK größer als die höchste getestete Konzentration ist
S [%]: Prozent empfindliche Stämme; **I [%]**: Prozent intermediäre Stämme; **R [%]**: Prozent resistente Stämme; **abs.**: absolut; **kum. %**: kumulativ in %; **Querstrich**: Konzentration nicht getestet

Tab. 60 Verteilung der MHK der vom adulten Rind isolierten *Pasteurella-multocida*-Stämme (N = 20), Indikation: respiratorische Erkrankungen (2012)

AW	MHK [mg/L]	0,008	0,015	0,03	0,06	0,12	0,25	0,5	1	2	4	8	16	32	64	128	256	512	1.024	>1.024	S [%]	I [%]	R [%]
AMC[b]	abs.	–	–	0	0	0	8	12	0	0	0	0	0	0	0	–	–	–	–	–	100,0	0,0	0,0
	kum. %	–	–	0,0	0,0	0,0	40,0	100,0	100,0	100,0	100,0	100,0	100,0	100,0	100,0	–	–	–	–	–			
AMP[a]	abs.	–	–	0	0	3	16	1	0	0	0	0	0	0	0	–	–	–	–	–			
	kum. %	–	–	0,0	0,0	15,0	95,0	100,0	100,0	100,0	100,0	100,0	100,0	100,0	100,0	–	–	–	–	–			
APR[a]	abs.	–	–	0	0	0	0	0	0	0	0	2	11	5	0	–	–	–	–	–			
	kum. %	–	–	0,0	0,0	0,0	0,0	0,0	0,0	0,0	0,0	11,1	72,2	100,0	100,0	–	–	–	–	–			
CPZ[a]	abs.	–	19	0	0	1	0	0	0	0	0	0	0	0	–	–	–	–	–	–			
	kum. %	–	95,0	95,0	95,0	100,0	100,0	100,0	100,0	100,0	100,0	100,0	100,0	100,0	–	–	–	–	–	–			
CTX[a]	abs.	–	20	0	0	0	0	0	0	0	0	0	0	0	–	–	–	–	–	–			
	kum. %	–	100,0	100,0	100,0	100,0	100,0	100,0	100,0	100,0	100,0	100,0	100,0	100,0	–	–	–	–	–	–			
CQN[a]	abs.	–	1	7	11	1	0	0	0	0	0	0	0	0	–	–	–	–	–	–			
	kum. %	–	5,0	40,0	95,0	100,0	100,0	100,0	100,0	100,0	100,0	100,0	100,0	100,0	–	–	–	–	–	–			
XNL	abs.	–	–	19	1	0	0	0	0	0	0	0	0	0	0	–	–	–	–	–	100,0	0,0	0,0
	kum. %	–	–	95,0	100,0	100,0	100,0	100,0	100,0	100,0	100,0	100,0	100,0	100,0	100,0	–	–	–	–	–			
CHL[b]	abs.	–	–	–	–	–	–	15	4	0	0	0	1	0	0	0	0	–	–	–	95,0	5,0	0,0
	kum. %	–	–	–	–	–	–	75,0	95,0	95,0	95,0	95,0	100,0	100,0	100,0	100,0	100,0	–	–	–			
CIP[c]	abs.	10	9	0	0	0	0	0	1	0	0	0	0	–	–	–	–	–	–	–	95,0		0,0
	kum. %	50,0	95,0	95,0	95,0	95,0	95,0	95,0	100,0	100,0	100,0	100,0	100,0	–	–	–	–	–	–	–			
COL[a]	abs.	–	–	0	0	0	1	3	9	4	1	2	0	–	–	–	–	–	–	–			
	kum. %	–	–	0,0	0,0	0,0	5,0	20,0	65,0	85,0	90,0	100,0	100,0	–	–	–	–	–	–	–			
DOX[a]	abs.	–	–	–	0	4	8	6	2	0	0	0	0	0	0	0	–	–	–	–			
	kum. %	–	–	–	0,0	20,0	60,0	90,0	100,0	100,0	100,0	100,0	100,0	100,0	100,0	100,0	–	–	–	–			
ENR	abs.	8	4	7	0	0	0	0	1	0	0	0	0	–	–	–	–	–	–	–	95,0	5,0	0,0
	kum. %	40,0	60,0	95,0	95,0	95,0	95,0	95,0	100,0	100,0	100,0	100,0	100,0	–	–	–	–	–	–	–			
FFN	abs.	–	–	–	–	0	13	7	0	0	0	0	0	0	0	0	0	–	–	–	100,0	0,0	0,0
	kum. %	–	–	–	–	0,0	65,0	100,0	100,0	100,0	100,0	100,0	100,0	100,0	100,0	100,0	100,0	–	–	–			
GEN[b]	abs.	–	–	–	–	0	0	0	2	10	7	1	0	0	0	0	0	–	–	–	95,0	5,0	0,0
	kum. %	–	–	–	–	0,0	0,0	0,0	10,0	60,0	95,0	100,0	100,0	100,0	100,0	100,0	100,0	–	–	–			
IPM[b]	abs.	–	0	0	1	7	6	5	1	0	0	0	0	0	–	–	–	–	–	–	100,0	0,0	0,0
	kum. %	–	0,0	0,0	5,0	40,0	70,0	95,0	100,0	100,0	100,0	100,0	100,0	100,0	–	–	–	–	–	–			
MAR[a]	abs.	1	11	6	1	0	0	0	1	0	0	0	0	–	–	–	–	–	–	–			
	kum. %	5,0	60,0	90,0	95,0	95,0	95,0	95,0	100,0	100,0	100,0	100,0	100,0	–	–	–	–	–	–	–			

Tab. 60 Fortsetzung

AW	MHK [mg/L]																		S [%]	I [%]	R [%]
	0,008	0,015	0,03	0,06	0,12	0,25	0,5	1	2	4	8	16	32	64	128	256	512	1.024	>1.024			
NAL[a] abs.	–	–	–	0	0	0	3	9	5	2	0	0	0	0	1	0	–	–	–			
NAL[a] kum. %	–	–	–	0,0	0,0	0,0	15,0	60,0	85,0	95,0	95,0	95,0	95,0	95,0	100,0	100,0	–	–	–			
PEN abs.	–	0	0	3	5	11	1	0	0	0	0	0	0	0	–	–	–	–	–	95,0	5,0	0,0
PEN kum. %	–	0,0	0,0	15,0	40,0	95,0	100,0	100,0	100,0	100,0	100,0	100,0	100,0	100,0	–	–	–	–	–			
SPI[a] abs.	–	–	–	0	0	0	0	1	0	0	0	2	10	5	2	–	–	–	–			
SPI[a] kum. %	–	–	–	0,0	0,0	0,0	0,0	5,0	5,0	5,0	5,0	15,0	65,0	90,0	100,0	–	–	–	–			
SUL[b] abs.	–	–	–	–	–	–	0	0	0	0	0	0	1	0	0	0	0	3	14*	5,6		94,4
SUL[b] kum. %	–	–	–	–	–	–	0,0	0,0	0,0	0,0	0,0	0,0	5,6	5,6	5,6	5,6	5,6	22,2	100,0			
TET abs.	–	–	–	–	0	2	14	3	0	0	0	1	0	0	0	0	–	–	–	95,0	0,0	5,0
TET kum. %	–	–	–	–	0,0	10,0	80,0	95,0	95,0	95,0	95,0	100,0	100,0	100,0	100,0	100,0	–	–	–			
TIA[a] abs.	–	–	0	0	0	1	0	0	0	1	5	9	3	1	–	–	–	–	–			
TIA[a] kum. %	–	–	0,0	0,0	0,0	5,0	5,0	5,0	5,0	10,0	35,0	80,0	95,0	100,0	–	–	–	–	–			
TIL[a] abs.	–	–	–	0	0	0	1	0	2	11	3	3	0	0	0	0	–	–	–			
TIL[a] kum. %	–	–	–	0,0	0,0	0,0	5,0	5,0	15,0	70,0	85,0	100,0	100,0	100,0	100,0	100,0	–	–	–			
SXT[a] abs.	–	0	6	7	2	3	0	1	0	0	0	1	0	–	–	–	–	–	–			
SXT[a] kum. %	–	0,0	30,0	65,0	75,0	90,0	90,0	95,0	95,0	95,0	95,0	100,0	100,0	–	–	–	–	–	–			

[a] kein Grenzwert in VET01-S2 für diese Bakterien/Indikation verfügbar
[b] humanadaptierter Grenzwert aus Tabelle 2B des Dokuments VET01-S2
[c] humanmedizinischer EUCAST-Grenzwert
* Anzahl Stämme, deren MHK größer als die höchste getestete Konzentration ist
S [%]: Prozent empfindliche Stämme; **I [%]**: Prozent intermediäre Stämme; **R [%]**: Prozent resistente Stämme; **abs.**: absolut; **kum. %**: kumulativ in %; **Querstrich**: Konzentration nicht getestet

Tab. 61 Verteilung der MHK der von Kalb und Jungrind isolierten *Pasteurella-multocida*-Stämme (N = 57), Indikation: respiratorische Erkrankungen (2012)

AW		MHK [mg/L]																		S [%]	I [%]	R [%]
		0,008	0,015	0,03	0,06	0,12	0,25	0,5	1	2	4	8	16	32	64	128	256	512	1.024	>1.024			
AMC[b]	abs.	–	–	0	0	1	20	30	6	0	0	0	0	0	0	–	–	–	–	–	100,0	0,0	0,0
	kum. %	–	–	0,0	0,0	1,8	36,8	89,5	100,0	100,0	100,0	100,0	100,0	100,0	100,0	–	–	–	–	–			
AMP[a]	abs.	–	–	0	0	5	43	8	1	0	0	0	0	0	0	–	–	–	–	–			
	kum. %	–	–	0,0	0,0	8,8	84,2	98,2	100,0	100,0	100,0	100,0	100,0	100,0	100,0	–	–	–	–	–			
APR[a]	abs.	–	–	0	0	0	0	0	1	0	2	7	31	9	0	–	–	–	–	–			
	kum. %	–	–	0,0	0,0	0,0	0,0	0,0	2,0	2,0	6,0	20,0	82,0	100,0	100,0	–	–	–	–	–			
CPZ[a]	abs.	–	–	55	0	1	0	0	1	0	0	0	0	0	–	–	–	–	–	–			
	kum. %	–	–	96,5	96,5	98,2	98,2	98,2	100,0	100,0	100,0	100,0	100,0	100,0	–	–	–	–	–	–			
CTX[a]	abs.	–	55	2	0	0	0	0	0	0	0	0	0	0	–	–	–	–	–	–			
	kum. %	–	96,5	100,0	100,0	100,0	100,0	100,0	100,0	100,0	100,0	100,0	100,0	100,0	–	–	–	–	–	–			
CQN[a]	abs.	–	1	17	36	2	1	0	1	0	0	0	0	0	–	–	–	–	–	–			
	kum. %	–	1,7	31,0	93,1	96,6	98,3	98,3	100,0	100,0	100,0	100,0	100,0	100,0	–	–	–	–	–	–			
XNL	abs.	–	–	54	3	0	0	0	0	0	0	0	0	0	–	–	–	–	–	–	100,0	0,0	0,0
	kum. %	–	–	94,7	100,0	100,0	100,0	100,0	100,0	100,0	100,0	100,0	100,0	100,0	–	–	–	–	–	–			
CHL[b]	abs.	–	–	–	–	–	–	29	25	1	0	0	1	1	0	0	0	–	–	–	96,5	1,8	1,8
	kum. %	–	–	–	–	–	–	50,9	94,7	96,5	96,5	96,5	98,2	100,0	100,0	100,0	100,0	–	–	–			
CIP[c]	abs.	35	15	6	0	1	0	0	0	0	0	0	–	–	–	–	–	–	–	–	98,2		1,8
	kum. %	61,4	87,7	98,2	98,2	100,0	100,0	100,0	100,0	100,0	100,0	100,0	–	–	–	–	–	–	–	–			
COL[a]	abs.	–	–	1	0	0	5	12	19	14	4	2	0	–	–	–	–	–	–	–			
	kum. %	–	–	1,8	1,8	1,8	10,5	31,6	64,9	89,5	96,5	100,0	100,0	–	–	–	–	–	–	–			
DOX[a]	abs.	–	–	–	–	0	4	28	14	4	5	1	1	0	0	0	0	–	–	–			
	kum. %	–	–	–	–	0,0	7,0	56,1	80,7	87,7	96,5	98,2	100,0	100,0	100,0	100,0	100,0	–	–	–			
ENR	abs.	34	11	11	0	1	0	0	0	0	0	0	0	–	–	–	–	–	–	–	100,0	0,0	0,0
	kum. %	59,6	78,9	98,2	98,2	100,0	100,0	100,0	100,0	100,0	100,0	100,0	100,0	–	–	–	–	–	–	–			
FFN	abs.	–	–	–	–	1	20	35	0	0	0	1	0	0	0	0	0	–	–	–	98,2	0,0	1,8
	kum. %	–	–	–	–	1,8	36,8	98,2	98,2	98,2	98,2	100,0	100,0	100,0	100,0	100,0	100,0	–	–	–			
GEN[b]	abs.	–	–	–	–	0	0	0	3	39	15	0	0	0	0	0	0	–	–	–	100,0	0,0	0,0
	kum. %	–	–	–	–	0,0	0,0	0,0	5,3	73,7	100,0	100,0	100,0	100,0	100,0	100,0	100,0	–	–	–			
IPM[b]	abs.	–	0	0	1	25	20	9	2	0	0	0	0	0	–	–	–	–	–	–	100,0	0,0	0,0
	kum. %	–	0,0	0,0	1,8	45,6	80,7	96,5	100,0	100,0	100,0	100,0	100,0	100,0	–	–	–	–	–	–			
MAR[a]	abs.	10	31	10	5	1	0	0	0	0	0	0	0	–	–	–	–	–	–	–			
	kum. %	17,5	71,9	89,5	98,2	100,0	100,0	100,0	100,0	100,0	100,0	100,0	100,0	–	–	–	–	–	–	–			

Tab. 61 Fortsetzung

AW		MHK [mg/L]																			S [%]	I [%]	R [%]
		0,008	0,015	0,03	0,06	0,12	0,25	0,5	1	2	4	8	16	32	64	128	256	512	1.024	>1.024			
NAL[a]	abs.	–	–	–	0	0	0	7	34	8	5	2	1	0	0	0	–	–	–	–			
	kum. %	–	–	–	0,0	0,0	0,0	12,3	71,9	86,0	94,7	98,2	100,0	100,0	100,0	100,0	–	–	–	–			
PEN	abs.	–	0	0	7	16	26	7	0	0	0	0	0	0	1*	–	–	–	–	–	86,0	12,2	1,8
	kum. %	–	0,0	0,0	12,3	40,4	86,0	98,2	98,2	98,2	98,2	98,2	98,2	98,2	100,0	–	–	–	–	–			
SPI[a]	abs.	–	–	–	0	0	0	0	0	0	2	6	4	24	20	1	–	–	–	–			
	kum. %	–	–	–	0,0	0,0	0,0	0,0	0,0	0,0	3,5	14,0	21,1	63,2	98,2	100,0	–	–	–	–			
SUL[b]	abs.	–	–	–	0	0	0	0	0	0	0	1	0	0	2	2	0	2	1	43*	9,8		90,2
	kum. %	–	–	–	0,0	0,0	0,0	0,0	0,0	0,0	0,0	2,0	2,0	2,0	5,9	9,8	9,8	13,7	15,7	15,7			
TET	abs.	–	–	–	–	0	4	36	5	8	1	0	1	2	0	0	0	–	–	–	93,0	1,7	5,3
	kum. %	–	–	–	–	0,0	7,0	70,2	78,9	93,0	94,7	94,7	96,5	100,0	100,0	100,0	100,0	–	–	–			
TIA[a]	abs.	–	–	1	0	0	0	0	2	4	10	33	7	0	–	–	–	–	–	–			
	kum. %	–	–	1,8	1,8	1,8	1,8	1,8	1,8	5,3	12,3	29,8	87,7	100,0	100,0	–	–	–	–	–			
TIL[a]	abs.	–	–	–	0	0	0	1	1	14	24	14	3	0	0	0	–	–	–	–			
	kum. %	–	–	–	0,0	0,0	0,0	1,8	3,5	28,1	70,2	94,7	100,0	100,0	100,0	100,0	–	–	–	–			
SXT[a]	abs.	–	2	9	19	12	7	4	2	0	1	0	0	0	1*	–	–	–	–	–			
	kum. %	–	3,5	19,3	52,6	73,7	86,0	93,0	96,5	96,5	98,2	98,2	98,2	98,2	100,0	–	–	–	–	–			

[a] kein Grenzwert in VET01-S2 für diese Bakterien/Indikation verfügbar
[b] humanadaptierter Grenzwert aus Tabelle 2B des Dokuments VET01-S2
[c] humanmedizinischer EUCAST-Grenzwert
* Anzahl Stämme, deren MHK größer als die höchste getestete Konzentration ist
S [%]: Prozent empfindliche Stämme; **I [%]**: Prozent intermediäre Stämme; **R [%]**: Prozent resistente Stämme; **abs.**: absolut; **kum. %**: kumulativ in %; **Querstrich**: Konzentration nicht getestet

Tab. 62 Verteilung der MHK der von der Katze isolierten *Pasteurella-multocida*-Stämme (N = 18), Indikation: respiratorische Erkrankungen (2012)

AW	MHK [mg/L]																			S [%]	I [%]	R [%]
	0,008	0,015	0,03	0,06	0,12	0,25	0,5	1	2	4	8	16	32	64	128	256	512	1.024	>1.024			
AMC[b] abs.	–	–	0	0	0	4	12	2	0	0	0	0	0	0	–	–	–	–	–	100,0	0,0	0,0
AMC[b] kum. %	–	–	0,0	0,0	0,0	22,2	88,9	100,0	100,0	100,0	100,0	100,0	100,0	100,0	–	–	–	–	–			
AMP[a] abs.	–	–	0	0	1	15	0	2	0	0	0	0	0	0	–	–	–	–	–			
AMP[a] kum. %	–	–	0,0	0,0	5,6	88,9	88,9	100,0	100,0	100,0	100,0	100,0	100,0	100,0	–	–	–	–	–			
APR[a] abs.	–	–	0	0	0	0	0	0	0	0	1	13	3	0	–	–	–	–	–			
APR[a] kum. %	–	–	0,0	0,0	0,0	0,0	0,0	0,0	0,0	0,0	6,3	81,3	100,0	100,0	–	–	–	–	–			
CPZ[a] abs.	–	–	0	16	2	0	0	0	0	0	0	0	0	–	–	–	–	–	–			
CPZ[a] kum. %	–	–	0,0	88,9	100,0	100,0	100,0	100,0	100,0	100,0	100,0	100,0	100,0	–	–	–	–	–	–			
CTX[a] abs.	–	15	3	0	0	0	0	0	0	0	0	0	0	–	–	–	–	–	–			
CTX[a] kum. %	–	83,3	100,0	100,0	100,0	100,0	100,0	100,0	100,0	100,0	100,0	100,0	100,0	–	–	–	–	–	–			
CQN[a] abs.	–	1	5	9	3	0	0	0	0	0	0	0	0	–	–	–	–	–	–			
CQN[a] kum. %	–	5,6	33,3	83,3	100,0	100,0	100,0	100,0	100,0	100,0	100,0	100,0	100,0	–	–	–	–	–	–			
XNL[a] abs.	–	–	16	1	1	0	0	0	0	0	0	0	0	0	–	–	–	–	–			
XNL[a] kum. %	–	–	88,9	94,4	100,0	100,0	100,0	100,0	100,0	100,0	100,0	100,0	100,0	100,0	–	–	–	–	–			
CHL[b] abs.	–	–	–	–	–	–	14	4	0	0	0	0	0	0	0	0	–	–	–	100,0	0,0	0,0
CHL[b] kum. %	–	–	–	–	–	–	77,8	100,0	100,0	100,0	100,0	100,0	100,0	100,0	100,0	100,0	–	–	–			
CIP[c] abs.	7	9	1	1	0	0	0	0	0	0	0	0	–	–	–	–	–	–	–	100,0		0,0
CIP[c] kum. %	38,9	88,9	94,4	100,0	100,0	100,0	100,0	100,0	100,0	100,0	100,0	100,0	–	–	–	–	–	–	–			
COL[a] abs.	–	–	0	0	0	1	2	1	11	3	0	0	–	–	–	–	–	–	–			
COL[a] kum. %	–	–	0,0	0,0	0,0	5,6	16,7	22,1	83,3	100,0	100,0	100,0	–	–	–	–	–	–	–			
DOX[a] abs.	–	–	–	0	0	17	1	0	0	0	0	0	0	0	0	–	–	–	–			
DOX[a] kum. %	–	–	–	0,0	0,0	94,4	100,0	100,0	100,0	100,0	100,0	100,0	100,	100,0	100,0	–	–	–	–			
ENR[a] abs.	7	5	4	0	1	0	0	0	0	0	0	0	–	–	–	–	–	–	–			
ENR[a] kum. %	41,2	70,6	94,1	94,1	100,0	100,0	100,0	100,0	100,0	100,0	100,0	100,0	–	–	–	–	–	–	–			
FFN[a] abs.	–	–	–	–	0	11	7	0	0	0	0	0	0	0	0	–	–	–	–			
FFN[a] kum. %	–	–	–	–	0,0	61,1	100,0	100,0	100,0	100,0	100,0	100,0	100,0	100,0	100,0	–	–	–	–			
GEN[b] abs.	–	–	–	–	0	0	0	0	12	6	0	0	0	0	0	0	–	–	–	100,0	0,0	0,0
GEN[b] kum. %	–	–	–	–	0,0	0,0	0,0	0,0	66,7	100,0	100,0	100,0	100,0	100,0	100,0	100,0	–	–	–			
IPM[b] abs.	–	0	0	1	0	8	9	0	0	0	0	0	0	–	–	–	–	–	–	100,0	0,0	0,0
IPM[b] kum. %	–	0,0	0,0	5,6	5,6	50,0	100,0	100,0	100,0	100,0	100,0	100,0	100,0	–	–	–	–	–	–			
MAR[a] abs.	0	12	5	1	0	0	0	0	12	6	0	0	–	–	–	–	–	–	–			
MAR[a] kum. %	0,0	66,7	94,4	100,0	100,0	100,0	100,0	100,0	100,0	100,0	100,0	100,0	–	–	–	–	–	–	–			

Tab. 62 Fortsetzung

AW	MHK [mg/L]																		S [%]	I [%]	R [%]
	0,008	0,015	0,03	0,06	0,12	0,25	0,5	1	2	4	8	16	32	64	128	256	512	1.024	>1.024			
NAL[a] abs.	–	–	–	0	0	0	0	13	2	2	0	0	1	0	0	–	–	–	–			
NAL[a] kum. %	–	–	–	0,0	0,0	0,0	0,0	72,2	83,3	94,4	94,4	94,4	100,0	100,0	100,0	–	–	–	–			
PEN[a] abs.	–	0	1	1	1	14	1	0	0	0	0	0	0	0	–	–	–	–	–			
PEN[a] kum. %	–	0,0	5,6	11,1	16,7	94,4	100,0	100,0	100,0	100,0	100,0	100,0	100,0	100,0	–	–	–	–	–			
SPI[a] abs.	–	–	–	0	0	0	0	0	0	0	0	1	11	6	0	0	–	–	–			
SPI[a] kum. %	–	–	–	0,0	0,0	0,0	0,0	0,0	0,0	0,0	0,0	5,6	66,7	100,0	100,0	100,0	–	–	–			
SUL[b] abs.	–	–	–	–	–	–	0	0	0	0	0	1	2	0	2	2	1	2	7*	43,8		56,2
SUL[b] kum. %	–	–	–	–	–	–	0,0	0,0	0,0	0,0	0,0	6,3	18,8	18,8	31,3	43,8	50,0	62,5	100,0	43,8		56,2
TET[a] abs.	–	–	–	–	0	2	15	1	0	0	1	0	0	0	0	0	–	–	–			
TET[a] kum. %	–	–	–	–	–	0,0	10,5	89,5	94,7	94,7	94,7	100,0	100,0	100,0	100,0	100,0	100,0	–	–			
TIA[a] abs.	–	–	0	0	0	0	0	0	0	0	3	13	2	0	–	–	–	–	–			
TIA[a] kum. %	–	–	0,0	0,0	0,0	0,0	0,0	0,0	0,0	0,0	16,7	88,9	100,0	100,0	–	–	–	–	–			
TIL[a] abs.	–	–	–	0	0	0	0	0	1	11	6	0	0	0	0	0	–	–	–			
TIL[a] kum. %	–	–	–	0,0	0,0	0,0	0,0	0,0	5,6	66,7	100,0	100,0	100,0	100,0	100,0	100,0	–	–	–			
SXT[a] abs.	2	0	7	6	2	0	0	0	0	0	1	0	0	–	–	–	–	–	–			
SXT[a] kum. %	11,1	11,1	50,0	83,3	94,4	94,4	94,4	94,4	94,4	94,4	100,0	100,0	100,0	100,0	–	–	–	–	–			

[a] kein Grenzwert in VET01-S2 für diese Bakterien/Indikation verfügbar
[b] humanadaptierter Grenzwert aus Tabelle 2B des Dokuments VET01-S2
[c] humanspezifischer EUCAST-Grenzwert
* Anzahl Stämme, deren MHK größer als die höchste getestete Konzentration ist
S [%]: Prozent empfindliche Stämme; **I [%]**: Prozent intermediäre Stämme; **R [%]**: Prozent resistente Stämme; **abs.**: absolut; **kum. %**: kumulativ in %; **Querstrich**: Konzentration nicht getestet

Tab. 63 Verteilung der MHK der vom Kleintier isolierten *Salmonella*-spp.-Stämme (N = 25), Indikation: gastrointestinale Erkrankungen (2012)

AW	MHK [mg/L]	0,008	0,015	0,03	0,06	0,12	0,25	0,5	1	2	4	8	16	32	64	128	256	512	1.024	>1.024	S [%]	I [%]	R [%]
AMC[b]	abs.	–	–	0	0	0	0	0	17	3	0	4	1	0	0	–	–	–	–	–	96,0	4,0	0,0
	kum. %	–	–	0,0	0,0	0,0	0,0	0,0	68,0	80,0	80,0	96,0	100,0	100,0	100,0	–	–	–	–	–			
AMP[b]	abs.	–	–	0	0	0	0	0	14	5	1	0	0	0	0	5*	–	–	–	–	80,0	0,0	20,0
	kum. %	–	–	0,0	0,0	0,0	0,0	0,0	56,0	76,0	80,0	80,0	80,0	80,0	100,0	100,0	–	–	–	–			
CPZ[a]	abs.	–	–	–	0	0	3	10	7	0	3	1	0	1	0	–	–	–	–	–			
	kum. %	–	–	–	0,0	0,0	12,0	52,0	80,0	80,0	92,0	96,0	96,0	100,0	100,0	–	–	–	–	–			
CTX[a]	abs.	–	0	2	10	13	0	0	0	0	0	0	0	0	–	–	–	–	–	–			
	kum. %	–	0,0	8,0	48,0	100,0	100,0	100,0	100,0	100,0	100,0	100,0	100,0	100,0	–	–	–	–	–	–			
CQN[a]	abs.	–	0	1	12	12	0	0	0	0	0	0	0	0	–	–	–	–	–	–			
	kum. %	–	0,0	4,0	52,0	100,0	100,0	100,0	100,0	100,0	100,0	100,0	100,0	100,0	–	–	–	–	–	–			
XNL[a]	abs.	–	–	0	0	0	0	13	11	1	0	0	0	0	0	–	–	–	–	–			
	kum. %	–	–	0,0	0,0	0,0	0,0	52,0	96,0	100,0	100,0	100,0	100,0	100,0	100,0	–	–	–	–	–			
CHL[b]	abs.	–	–	–	–	–	–	0	0	2	12	7	2	0	0	0	2	–	–	–	84,0	8,0	8,0
	kum. %	–	–	–	–	–	–	0,0	0,0	8,0	56,0	84,0	92,0	92,0	92,0	92,0	100,0	–	–	–			
CIP[c]	abs.	0	8	13	2	0	0	2	0	0	0	0	0	–	–	–	–	–	–	–	92,0		8,0
	kum. %	0,0	32,0	84,0	92,0	92,0	92,0	100,0	100,0	100,0	100,0	100,0	100,0	–	–	–	–	–	–	–			
COL[a]	abs.	–	–	0	0	0	0	0	15	8	2	0	0	–	–	–	–	–	–	–			
	kum. %	–	–	0,0	0,0	0,0	0,0	0,0	60,0	92,0	100,0	100,0	100,0	–	–	–	–	–	–	–			
DOX[a]	abs.	–	–	–	0	0	0	0	2	10	6	3	1	0	3	0	–	–	–	–			
	kum. %	–	–	–	0,0	0,0	0,0	0,0	8,0	48,0	72,0	84,0	88,0	88,0	100,0	100,0	–	–	–	–			
ENR	abs.	0	0	5	17	2	0	1	0	0	0	0	0	0	–	–	–	–	–	–	100,0	0,0	0,0
	kum. %	0,0	0,0	20,0	88,0	96,0	96,0	100,0	100,0	100,0	100,0	100,0	100,0	100,0	–	–	–	–	–	–			
FFN[a]	abs.	–	–	–	–	0	0	0	0	4	12	7	1	0	1	0	0	–	–	–			
	kum. %	–	–	–	–	0,0	0,0	0,0	0,0	16,0	64,0	92,0	96,0	96,0	100,0	100,0	100,0	–	–	–			
GEN	abs.	–	–	–	–	1	2	19	3	0	0	0	0	0	0	0	0	–	–	–	100,0	0,0	0,0
	kum. %	–	–	–	–	4,0	12,0	88,0	100,0	100,0	100,0	100,0	100,0	100,0	100,0	100,0	100,0	–	–	–			
IPM[b]	abs.	–	0	0	0	1	18	5	1	0	0	0	0	0	–	–	–	–	–	–	100,0		0,0
	kum. %	–	0,0	0,0	0,0	4,0	76,0	96,0	100,0	100,0	100,0	100,0	100,0	100,0	–	–	–	–	–	–			
MAR[a]	abs.	–	–	0	0	0	1	2	20	2	0	0	0	–	–	–	–	–	–	–			
	kum. %	–	–	0,0	0,0	0,0	4,0	12,0	92,0	100,0	100,0	100,0	100,0	–	–	–	–	–	–	–			
NAL[a]	abs.	–	–	–	0	0	0	0	0	5	16	3	0	0	0	1	1*	–	–	–			
	kum. %	–	–	–	0,0	0,0	0,0	0,0	0,0	19,2	80,8	92,3	92,3	92,3	92,3	96,2	100,0	–	–	–			

Tab. 63 Fortsetzung

AW		MHK [mg/L]																	S [%]	I [%]	R [%]
		0,008	0,015	0,03	0,06	0,12	0,25	0,5	1	2	4	8	16	32	64	128	256	512	1.024	>1.024			
NEO[a]	abs.	–	–	–	–	–	1	2	20	2	0	0	0	0	0	–	–	–	–	–			
	kum. %	–	–	–	–	–	4,0	12,0	92,0	100,0	100,0	100,0	100,0	100,0	100,0	–	–	–	–	–			
PEN[a]	abs.	–	–	0	0	0	0	0	0	3	9	7	0	6	0	–	–	–	–			
	kum. %	–	–	–	0,0	0,0	0,0	0,0	0,0	0,0	12,0	48,0	76,0	76,0	100,0	100,0	–	–	–	–			
SPI[a]	abs.	–	–	–	–	0	0	0	0	0	0	0	0	0	0	0	25*	–	–	–			
	kum. %	–	–	–	–	0,0	0,0	0,0	0,0	0,0	0,0	0,0	0,0	0,0	0,0	0,0	100,0	–	–	–			
STR[a]	abs.	–	–	0	0	0	0	0	0	0	4	5	8	3	1	1	2	1	–	–			
	kum. %	–	–	0,0	0,0	0,0	0,0	0,0	0,0	0,0	16,0	36,0	68,0	80,0	84,0	88,0	96,0	100,0	–	–			
TET[b]	abs.	–	–	–	0	0	0	0	8	10	2	0	0	0	1	1	3	–	–	–	80,0	0,0	20,0
	kum. %	–	–	–	0,0	0,0	0,0	0,0	32,0	72,0	80,0	80,0	80,0	80,0	84,0	88,0	100,0	–	–	–			
TIA[a]	abs.	–	–	–	0	0	0	0	0	0	0	0	0	0	25	0	0	0	–	–			
	kum. %	–	–	–	–	0,0	0,0	0,0	0,0	0,0	0,0	0,0	0,0	0,0	100,0	100,0	100,0	100,0	–	–			
TIL[a]	abs.	–	–	0	0	0	0	0	0	0	0	0	0	0	3	18	4*	–	–	–			
	kum. %	–	–	–	0,0	0,0	0,0	0,0	0,0	0,0	0,0	0,0	0,0	0,0	12,0	84,0	100,0	–	–	–			
SXT[b]	abs.	–	0	5	8	8	3	0	0	0	0	0	0	0	1*	–	–	–	–	–	96,0		4,0
	kum. %	–	0,0	20,0	52,0	84,0	96,0	96,0	96,0	96,0	96,0	96,0	96,0	96,0	100,0	–	–	–	–	–			

[a] kein Grenzwert in VET01-S2 für diese Bakterien/Indikation verfügbar
[b] humanadaptierter Grenzwert aus Tabelle 2B des Dokuments VET01-S2
[c] humanmedizinischer EUCAST-Grenzwert
* Anzahl Stämme, deren MHK größer als die höchste getestete Konzentration ist
S [%]: Prozent empfindliche Stämme; **I [%]**: Prozent intermediäre Stämme; **R [%]**: Prozent resistente Stämme; **abs.**: absolut; **kum. %**: kumulativ in %; **Querstrich**: Konzentration nicht getestet

Tab. 64 Verteilung der MHK der vom Nutzgeflügel isolierten *Staphylococcus-aureus*-Stämme (N = 43), verschiedene Indikationen (2011)

AW		MHK [mg/L]																	S [%]	I [%]	R [%]
		0,008	0,015	0,03	0,06	0,12	0,25	0,5	1	2	4	8	16	32	64	128	256	512	1.024			
AMP[b]	abs.	–	–	5	13	2	1	1	1	1	2	3	3	6	4	1*	–	–	–	48,8		48,8
	kum. %	–	–	11,6	41,9	46,5	48,8	51,2	53,5	55,8	60,5	67,4	74,4	88,4	97,7	100,0	–	–	–			
AMC[b]	abs.	–	–	0	4	15	3	4	11	0	4	1	1	0	0	–	–	–	–	95,3		4,7
	kum. %	–	–	0,0	9,3	44,2	51,2	60,5	86,0	86,0	95,3	97,7	100,0	100,0	100,0	–	–	–	–			
FAZ[b]	abs.	–	–	0	0	3	15	10	7	2	2	3	1	0	0	–	–	–	–	86,0	4,7	9,3
	kum. %	–	–	0,0	0,0	7,0	41,9	65,1	81,4	86,0	90,7	97,7	100,0	100,0	100,0	–	–	–	–			
CPZ[a]	abs.	–	–	–	0	0	0	2	15	7	12	3	2	1	1	–	–	–	–			
	kum. %	–	–	–	0,0	0,0	0,0	4,7	39,5	55,8	83,7	90,7	95,3	97,7	100,0	–	–	–	–			
CTX[a]	abs.	–	0	0	0	0	0	3	9	24	1	4	2	0	–	–	–	–	–			
	kum. %	–	0,0	0,0	0,0	0,0	0,0	7,0	27,9	83,7	86,0	95,3	100,0	100,0	–	–	–	–	–			
CQN[a]	abs.	–	0	0	0	0	10	25	3	4	1	0	0	0	–	–	–	–	–			
	kum. %	–	0,0	0,0	0,0	0,0	23,3	81,4	88,4	97,7	100,0	100,0	100,0	100,0	–	–	–	–	–			
XNL[a]	abs.	–	–	0	0	1	1	7	27	1	4	2	0	0	0	–	–	–	–			
	kum. %	–	–	0,0	0,0	2,3	4,7	20,9	83,7	86,0	95,3	100,0	100,0	100,0	100,0	–	–	–	–			
CEF[b]	abs.	–	–	–	0	2	2	0	0	0	0	1	0	0	0	0	–	–	–	100,0	0,0	0,0
	kum. %	–	–	–	0,0	40,0	80,0	80,0	80,0	80,0	80,0	100,0	100,0	100,0	100,0	100,0	–	–	–			
CHL[b]	abs.	–	–	–	–	–	–	0	0	0	17	26	0	0	0	0	0	–	–	100,0	0,0	0,0
	kum. %	–	–	–	–	–	–	0,0	0,0	0,0	39,5	100,0	100,0	100,0	100,0	100,0	100,0	–	–			
CLI[a]	abs.	–	–	0	3	20	0	0	1	0	1	5	0	0	0	13*	–	–	–			
	kum. %	–	–	0,0	7,0	53,5	53,5	53,5	55,8	55,8	58,1	69,8	69,8	69,8	69,8	100,0	–	–	–			
ENR[a]	abs.	0	0	11	5	7	1	9	3	3	4	0	0	–	–	–	–	–	–			
	kum. %	0,0	0,0	25,6	37,2	53,5	55,8	76,7	83,7	90,7	100,0	100,0	100,0	–	–	–	–	–	–			
ERY[b]	abs.	–	0	0	0	0	10	14	0	0	0	0	0	0	19*	–	–	–	–	55,8	0,0	44,2
	kum. %	–	0,0	0,0	0,0	0,0	23,3	55,8	55,8	55,8	55,8	55,8	55,8	55,8	100,0	–	–	–	–			
GEN[b]	abs.	–	–	–	–	4	26	6	2	0	1	0	0	3	1	0	0	–	–	90,7	0,0	9,3
	kum. %	–	–	–	–	9,3	69,8	83,7	88,4	88,4	90,7	90,7	90,7	97,7	100,0	100,0	100,0	–	–			
OXA[b]	abs.	–	0	0	0	16	8	9	4	0	0	3	3*	–	–	–	–	–	–	86,0		14,0
	kum. %	–	0,0	0,0	0,0	37,2	55,8	76,7	86,0	86,0	86,0	93,0	100,0	–	–	–	–	–	–			
PEN[b]	abs.	–	18	1	0	1	1	0	0	3	0	3	4	5	7*	–	–	–	–	46,5		53,5
	kum. %	–	41,9	44,2	44,2	46,5	48,8	48,8	48,8	55,8	55,8	62,8	72,1	83,7	100,0	–	–	–	–			
PIR[a]	abs.	–	–	0	0	0	12	9	3	0	0	0	2	3	0	14*	–	–	–			
	kum. %	–	–	0,0	0,0	0,0	27,9	48,8	55,8	55,8	55,8	55,8	60,5	67,4	67,4	100,0	–	–	–			

Tab. 64 Fortsetzung

AW	MHK [mg/L]																		S [%]	I [%]	R [%]
		0,008	0,015	0,03	0,06	0,12	0,25	0,5	1	2	4	8	16	32	64	128	256	512	1.024			
Q/D[c]	abs.	–	0	0	0	0	15	12	4	8	1	3	0	0	–	–	–	–	–	72,1		27,9
	kum. %	–	0,0	0,0	0,0	0,0	34,9	62,8	72,1	90,7	93,0	100,0	100,0	100,0	–	–	–	–	–			
SPI[a]	abs.	–	–	–	0	0	0	0	0	17	13	0	0	0	0	1	12*	–	–			
	kum. %	–	–	–	0,0	0,0	0,0	0,0	0,0	39,5	69,8	69,8	69,8	69,8	69,8	72,1	100,0	–	–			
TET[b]	abs.	–	–	–	–	0	17	4	0	0	0	0	1	2	11	8	–	–	–	48,8	0,0	51,2
	kum. %	–	–	–	–	0,0	39,5	48,8	48,8	48,8	48,8	48,8	51,2	55,8	81,4	100,0	–	–	–			
TIL[a]	abs.	–	0	0	0	0	0	1	17	3	8	1	0	0	0	0	13*	–	–			
	kum. %	–	0,0	0,0	0,0	0,0	0,0	2,3	41,9	48,8	67,4	69,8	69,8	69,8	69,8	69,8	100,0	–	–			
SXT[b]	abs.	–	0	2	29	2	2	3	3	1	0	1	0	0	–	–	–	–	–	97,7		2,3
	kum. %	–	0,0	4,7	72,1	76,7	81,4	88,4	95,3	97,7	97,7	100,0	100,0	100,0	–	–	–	–	–			
TUL[a]	abs.	–	–	0	0	0	0	0	0	0	12	18	0	0	0	13*	–	–	–			
	kum. %	–	–	0,0	0,0	0,0	0,0	0,0	0,0	0,0	27,9	69,8	69,8	69,8	69,8	100,0	–	–	–			
TYL[a]	abs.	–	–	–	0	0	0	0	22	8	0	0	0	0	0	0	13*	–	–			
	kum. %	–	–	–	0,0	0,0	0,0	0,0	51,2	69,8	69,8	69,8	69,8	69,8	69,8	69,8	100,0	–	–			
VAN[b]	abs.	–	0	0	0	0	0	7	34	2	0	0	0	0	–	–	–	–	–	100,0	0,0	0,0
	kum. %	–	0,0	0,0	0,0	0,0	0,0	16,3	95,3	100,0	100,0	100,0	100,0	100,0	–	–	–	–	–			

[a] kein Grenzwert in CLSI VET01-S2 für diese Bakterien/Indikation verfügbar
[b] humanadaptierter Grenzwert aus Tabelle 2B des Dokuments VET01-S2
[c] humanmedizinischer EUCAST-Grenzwert
* Anzahl Stämme, deren MIC größer als die höchste getestete Konzentration ist
S [%]: Prozent empfindliche Stämme; **I [%]**: Prozent intermediäre Stämme; **R [%]**: Prozent resistente Stämme; **abs.**: absolut; **kum. %**: kumulativ in %; **Querstrich**: Konzentration nicht getestet

Tab. 65 Verteilung der MHK der vom Hund isolierten *Staphylococcus-aureus*-Stämme (N = 25), Indikation: Infektion der äußeren Haut und der Schleimhäute (2011)

AW	MHK [mg/L]																		S [%]	I [%]	R [%]
		0,008	0,015	0,03	0,06	0,12	0,25	0,5	1	2	4	8	16	32	64	128	256	512	1.024			
AMP[b]	abs.	–	–	1	2	1	0	0	1	3	2	0	9	4	2	–	–	–	–	16,0		84,0
	kum. %	–	–	4,0	12,0	16,0	16,0	16,0	20,0	32,0	40,0	40,0	76,0	92,0	100,0	–	–	–	–			
AMC	abs.	–	–	0	1	2	2	3	3	1	1	7	3	2	0	–	–	–	–	20,0	12,0	68,0
	kum. %	–	–	0,0	4,0	12,0	20,0	32,0	44,0	48,0	52,0	80,0	92,0	100,0	100,0	–	–	–	–			
FAZ[b]	abs.	–	–	0	0	2	1	3	6	2	2	3	1	0	2	3*	–	–	–	56,0	8,0	36,0
	kum. %	–	–	0,0	0,0	8,0	12,0	24,0	48,0	56,0	64,0	76,0	80,0	80,0	88,0	100,0	–	–	–			
CPZ[a]	abs.	–	–	–	0	0	0	2	1	3	5	2	5	2	5*	–	–	–	–			
	kum. %	–	–	–	0,0	0,0	0,0	8,0	12,0	24,0	44,0	52,0	72,0	80,0	100,0	–	–	–	–			
CTX[a]	abs.	–	0	0	0	0	0	1	2	7	1	4	5	0	5*	–	–	–	–			
	kum. %	–	0,0	0,0	0,0	0,0	0,0	4,0	12,0	40,0	44,0	60,0	80,0	80,0	100,0	–	–	–	–			
CQN[a]	abs.	–	0	0	0	0	3	5	5	5	2	0	3	2	–	–	–	–	–			
	kum. %	–	0,0	0,0	0,0	0,0	12,0	32,0	52,0	72,0	80,0	80,0	92,0	100,0	–	–	–	–	–			
XNL[a]	abs.	–	0	0	0	1	2	7	1	4	5	0	1	1	3*	–	–	–	–			
	kum. %	–	0,0	0,0	0,0	4,0	12,0	40,0	44,0	60,0	80,0	80,0	84,0	88,0	100,0	–	–	–	–			
CEF	abs.	–	–	–	0	3	3	2	2	3	1	0	1	2	2	0	–	–	–	68,4	5,3	26,3
	kum. %	–	–	–	0,0	15,8	31,6	42,1	52,6	68,4	73,7	73,7	78,9	89,5	100,0	100,0	–	–	–			
CHL[b]	abs.	–	–	–	–	–	0	0	0	1	19	4	1	0	0	0	–	–	–	80,0	16,0	4,0
	kum. %	–	–	–	–	–	0,0	0,0	0,0	4,0	80,0	96,0	100,0	100,0	100,0	100,0	–	–	–			
CLI	abs.	–	–	0	1	6	7	2	0	0	0	0	0	0	9*	–	–	–	–	64,0	0,0	36,0
	kum. %	–	–	0,0	4,0	28,0	56,0	64,0	64,0	64,0	64,0	64,0	64,0	64,0	100,0	–	–	–	–			
ENR	abs.	0	0	0	4	7	0	1	0	0	0	2	3	8*	–	–	–	–	–	48,0	0,0	52,0
	kum. %	0,0	0,0	0,0	16,0	44,0	44,0	48,0	48,0	48,0	48,0	56,0	68,0	100,0	–	–	–	–	–			
ERY[b]	abs.	–	0	0	0	0	6	8	1	0	0	0	0	0	10*	–	–	–	–	56,0	4,0	40,0
	kum. %	–	0,0	0,0	0,0	0,0	24,0	56,0	60,0	60,0	60,0	60,0	60,0	60,0	100,0	–	–	–	–			
GEN[b]	abs.	–	–	–	–	0	18	4	0	0	0	0	0	3	0	0	0	–	–	88,0	0,0	12,0
	kum. %	–	–	–	–	0,0	72,0	88,0	88,0	88,0	88,0	88,0	88,0	100,0	100,0	100,0	100,0	–	–			
OXA[b]	abs.	–	0	0	1	2	6	1	1	0	2	2	10*	–	–	–	–	–	–	44,0		56,0
	kum. %	–	0,0	0,0	4,0	12,0	36,0	40,0	44,0	44,0	52,0	60,0	100,0	–	–	–	–	–	–			
PEN[b]	abs.	–	3	1	0	0	0	0	2	2	2	0	6	5	4*	–	–	–	–	16,0		84,0
	kum. %	–	12,0	16,0	16,0	16,0	16,0	16,0	24,0	32,0	40,0	40,0	64,0	84,0	100,0	–	–	–	–			
PIR[a]	abs.	–	–	0	0	0	2	7	6	1	0	0	0	0	0	9*	–	–	–			
	kum. %	–	–	0,0	0,0	0,0	8,0	36,0	60,0	64,0	64,0	64,0	64,0	64,0	64,0	100,0	–	–	–			

Tab. 65 Fortsetzung

AW	MHK [mg/L]	0,008	0,015	0,03	0,06	0,12	0,25	0,5	1	2	4	8	16	32	64	128	256	512	1.024	S [%]	I [%]	R [%]
Q/D[c]	abs.	–	0	0	0	0	8	8	9	0	0	0	0	0	–	–	–	–	–	100,0		0,0
	kum. %	–	0,0	0,0	0,0	0,0	32,0	64,0	100,0	100,0	100,0	100,0	100,0	100,0	–	–	–	–	–			
SPI[a]	abs.	–	–	–	0	0	0	0	1	3	8	3	0	0	1	0	9*	–	–			
	kum. %	–	–	–	0,0	0,0	0,0	0,0	4,0	16,0	48,0	60,0	60,0	60,0	64,0	64,0	100,0	–	–			
TET[b]	abs.	–	–	–	–	0	6	13	0	0	0	0	0	0	4	2	–	–	–	76,0	0,0	24,0
	kum. %	–	–	–	–	0,0	24,0	76,0	76,0	76,0	76,0	76,0	76,0	76,0	92,0	100,0	–	–	–			
TIL[a]	abs.	–	0	0	0	0	0	1	10	4	1	0	0	0	0	0	9*	–	–			
	kum. %	–	0,0	0,0	0,0	0,0	0,0	4,0	44,0	60,0	64,0	64,0	64,0	64,0	64,0	64,0	100,0	–	–			
SXT[b]	abs.	–	0	1	15	6	0	0	0	1	1	0	1	0	–	–	–	–	–	92,0		8,0
	kum. %	–	0,0	4,0	64,0	88,0	88,0	88,0	88,0	92,0	96,0	96,0	100,0	100,0	–	–	–	–	–			
TUL[a]	abs.	–	–	0	0	0	0	0	0	1	3	10	1	0	0	10*	–	–	–			
	kum. %	–	–	0,0	0,0	0,0	0,0	0,0	0,0	4,0	16,0	56,0	60,0	60,0	60,0	100,0	–	–	–			
TYL[a]	abs.	–	–	–	0	0	0	1	8	7	0	0	0	0	0	0	9*	–	–			
	kum. %	–	–	–	0,0	0,0	0,0	4,0	36,0	64,0	64,0	64,0	64,0	64,0	64,0	64,0	100,0	–	–			
VAN[b]	abs.	–	0	0	0	0	1	9	14	1	0	0	0	0	–	–	–	–	–	100,0	0,0	0,0
	kum. %	–	0,0	0,0	0,0	0,0	4,0	40,0	96,0	100,0	100,0	100,0	100,0	100,0	–	–	–	–	–			

[a] kein Grenzwert in CLSI VET01-S2 für diese Bakterien/Indikation verfügbar
[b] humanadaptierter Grenzwert aus Tabelle 2B des Dokuments VET01-S2
[c] humanmedizinischer EUCAST-Grenzwert
* Anzahl Stämme, deren MIC größer als die höchste getestete Konzentration ist
S [%]: Prozent empfindliche Stämme; **I [%]**: Prozent intermediäre Stämme; **R [%]**: Prozent resistente Stämme; **abs.**: absolut; **kum. %**: kumulativ in %; **Querstrich**: Konzentration nicht getestet

Tab. 66 Verteilung der MHK der vom Pferd isolierten *Staphylococcus-aureus*-Stämme (N = 33), verschiedene Indikationen (2011)

AW		MHK [mg/L]																	S [%]	I [%]	R [%]
		0,008	0,015	0,03	0,06	0,12	0,25	0,5	1	2	4	8	16	32	64	128	256	512	1.024			
AMP[b]	abs.	–	–	0	10	4	1	0	1	1	1	1	3	10	0	0	–	–	–	46,9		53,1
	kum. %	–	–	0,0	31,3	43,8	46,9	46,9	50,0	53,1	56,3	59,4	68,8	100,0	100,0	0,0	–	–	–			
AMC[b]	abs.	–	–	0	0	10	5	2	3	0	1	0	11	0	0	–	–	–	–	65,6		34,4
	kum. %	–	–	0,0	0,0	31,3	46,9	53,1	62,5	62,5	65,6	65,6	100,0	100,0	100,0	–	–	–	–			
FAZ[b]	abs.	–	–	0	0	4	4	11	1	0	1	5	1	3	0	1*	–	–	–	64,5	3,2	32,3
	kum. %	–	–	0,0	0,0	12,9	25,8	61,3	64,5	64,5	67,7	83,9	87,1	96,8	96,8	100,0	–	–	–			
CPZ[a]	abs.	–	–	–	0	0	0	4	4	9	3	1	0	4	7*	–	–	–	–			
	kum. %	–	–	–	0,0	0,0	0,0	12,5	25,0	53,1	62,5	65,6	65,6	78,1	100,0	–	–	–	–			
CTX[a]	abs.	–	0	0	0	0	1	4	3	12	0	0	8	3	1*	–	–	–	–			
	kum. %	–	0,0	0,0	0,0	0,0	3,1	15,6	25,0	62,5	62,5	62,5	87,5	96,9	100,0	–	–	–	–			
CQN[a]	abs.	–	0	0	0	2	2	15	1	1	9	1	1	0	–	–	–	–	–			
	kum. %	–	0,0	0,0	0,0	6,3	12,5	59,4	62,5	65,6	93,8	96,9	100,0	100,0	–	–	–	–	–			
XNL[a]	abs.	–	–	0	0	1	3	4	12	0	1	5	5	0	1	–	–	–	–			
	kum. %	–	–	0,0	0,0	3,1	12,5	25,0	62,5	62,5	65,6	81,3	96,9	96,9	100,0	100,0	–	–	–			
CEF[b]	abs.	–	–	–	0	7	9	3	0	1	1	7	2	0	0	0	–	–	–	93,3	6,7	0,0
	kum. %	–	–	–	0,0	23,3	53,3	63,3	63,3	66,7	70,0	93,3	100,0	100,0	100,0	100,0	–	–	–			
CHL[b]	abs.	–	–	–	–	–	–	0	0	0	5	25	1	0	1	0	0	–	–	93,8	3,1	3,1
	kum. %	–	–	–	–	–	–	0,0	0,0	0,0	15,6	93,8	96,9	96,9	100,0	100,0	100,0	–	–			
CLI[a]	abs.	–	–	0	0	24	5	0	0	0	0	0	0	0	2*	–	–	–	–			
	kum. %	–	–	0,0	0,0	77,4	93,5	93,5	93,5	93,5	93,5	93,5	93,5	93,5	100,0	–	–	–	–			
ENR[a]	abs.	0	0	1	2	14	5	1	0	0	1	5	1	2*	–	–	–	–	–			
	kum. %	0,0	0,0	3,1	9,4	53,1	68,8	71,9	71,9	71,9	75,0	90,6	93,8	100,0	–	–	–	–	–			
ERY[b]	abs.	–	0	0	0	1	8	20	0	0	0	0	0	0	2*	–	–	–	–	93,5	0,0	6,5
	kum. %	–	0,0	0,0	0,0	3,2	29,0	93,5	93,5	93,5	93,5	93,5	93,5	93,5	100,0	–	–	–	–			
GEN[b]	abs.	–	–	–	–	3	11	7	0	0	0	0	1	5	4	1	0	–	–	65,6	0,0	34,4
	kum. %	–	–	–	–	9,4	43,8	65,6	65,6	65,6	65,6	65,6	68,8	84,4	96,9	100,0	100,0	–	–			
OXA[b]	abs.	–	1	0	0	5	8	6	1	0	0	1	9*	–	–	–	–	–	–	67,7		32,3
	kum. %	–	3,2	3,2	3,2	19,4	45,2	64,5	67,7	67,7	67,7	71,0	100,0	–	–	–	–	–	–			
PEN[b]	abs.	–	4	8	2	0	0	1	1	0	2	1	0	8	5*	–	–	–	–	43,8		56,2
	kum. %	–	12,5	37,5	43,8	43,8	43,8	46,9	50,0	50,0	56,3	59,4	59,4	84,4	100,0	–	–	–	–			
PIR[a]	abs.	–	–	0	0	0	1	22	5	1	1	0	0	0	0	1*	–	–	–			
	kum. %	–	–	0,0	0,0	0,0	3,2	74,2	90,3	93,5	96,8	96,8	96,8	96,8	96,8	100,0	–	–	–			

Tab. 66 Fortsetzung

AW	MHK [mg/L]																		S [%]	I [%]	R [%]
		0,008	0,015	0,03	0,06	0,12	0,25	0,5	1	2	4	8	16	32	64	128	256	512	1.024			
Q/D[c]	abs.	–	0	0	1	1	14	14	1	0	0	0	0	0	–	–	–	–	–	100,0		0,0
	kum. %	–	0,0	0,0	3,2	6,5	51,6	96,8	100,0	100,0	100,0	100,0	100,0	100,0	–	–	–	–	–			
SPI[a]	abs.	–	–	–	0	0	0	0	2	10	17	1	0	0	0	0	2*	–	–			
	kum. %	–	–	–	0,0	0,0	0,0	0,0	6,3	37,5	90,6	93,8	93,8	93,8	93,8	93,8	100,0	–	–			
TET[b]	abs.	–	–	–	–	0	10	11	0	0	0	0	0	0	10	1		–	–	65,6	0,0	34,4
	kum. %	–	–	–	–	0,0	31,3	65,6	65,6	65,6	65,6	65,6	65,6	65,6	96,9	100,0		–	–			
TIL[a]	abs.	–	0	0	0	0	0	3	21	6	0	0	0	0	0	0	2*	–	–			
	kum. %	–	0,0	0,0	0,0	0,0	0,0	9,4	75,0	93,8	93,8	93,8	93,8	93,8	93,8	93,8	100,0	–	–			
SXT[b]	abs.	–	0	2	15	4	1	1	8	0	0	1	0	0	–	–	–	–	–	96,9		3,1
	kum. %	–	0,0	6,3	53,1	65,6	68,8	71,9	96,9	96,9	96,9	100,0	100,0	100,0	–	–	–	–	–			
TUL[a]	abs.	–	–	0	0	0	0	0	0	0	10	19	1	0	0	2*	–	–	–			
	kum. %	–	–	0,0	0,0	0,0	0,0	0,0	0,0	0,0	31,3	90,6	93,8	93,8	93,8	100,0	–	–	–			
TYL[a]	abs.	–	–	–	0	0	0	6	17	6	0	0	0	0	0	0	2*	–	–			
	kum. %	–	–	–	0,0	0,0	0,0	19,4	74,2	93,5	93,5	93,5	93,5	93,5	93,5	93,5	100,0	–	–			
VAN[b]	abs.	–	0	0	0	0	0	20	11	0	0	0	0	0	–	–	–	–	–	100,0	0,0	0,0
	kum. %	–	0,0	0,0	0,0	0,0	0,0	64,5	100,0	100,0	100,0	100,0	100,0	100,0	–	–	–	–	–			

[a] kein Grenzwert in CLSI VET01-S2 für diese Bakterien/Indikation verfügbar
[b] humanadaptierter Grenzwert aus Tabelle 2B des Dokuments VET01-S2
[c] humanmedizinischer EUCAST-Grenzwert
* Anzahl Stämme, deren MIC größer als die höchste getestete Konzentration ist
S [%]: Prozent empfindliche Stämme; **I [%]**: Prozent intermediäre Stämme; **R [%]**: Prozent resistente Stämme; **abs.**: absolut; **kum. %**: kumulativ in %; **Querstrich**: Konzentration nicht getestet

Tab. 67 Verteilung der MHK der vom Hund isolierten *Staphylococcus-(pseud)intermedius*-Stämme, Indikation: Infektion der äußeren Haut und der Schleimhäute (2011)

AW	MHK [mg/L]	0,008	0,015	0,03	0,06	0,12	0,25	0,5	1	2	4	8	16	32	64	128	256	512	1.024	S [%]	I [%]	R [%]
AMP	abs.	–	–	2	6	4	4	6	7	9	1	2	2	3	8	–	–	–	–	29,6		70,4
	kum. %	–	–	3,7	14,8	22,2	29,6	40,7	53,7	70,4	72,2	75,9	79,6	85,2	100,0	–	–	–	–			
AMC	abs.	–	–	0	3	20	18	1	0	0	0	3	4	5	0	–	–	–	–	75,9	1,9	22,2
	kum. %	–	–	0,0	5,6	42,6	75,9	77,8	77,8	77,8	77,8	83,3	90,7	100,0	100,0	–	–	–	–			
FAZ[b]	abs.	–	–	0	0	33	6	3	0	0	0	1	1	1	3	6*	–	–	–	77,8	0,0	22,2
	kum. %	–	–	0,0	0,0	61,1	72,2	77,8	77,8	77,8	77,8	79,6	81,5	83,3	88,9	100,0	–	–	–			
CPZ[a]	abs.	–	–	–	0	0	6	31	2	3	0	0	1	3	8*	–	–	–	–			
	kum. %	–	–	–	0,0	0,0	11,1	68,5	72,2	77,8	77,8	77,8	79,6	85,2	100,0	–	–	–	–			
CTX[a]	abs.	–	0	0	0	0	27	11	2	2	0	0	2	0	10*	–	–	–	–			
	kum. %	–	0,0	0,0	0,0	0,0	50,0	70,4	74,1	77,8	77,8	77,8	81,5	81,5	100,0	–	–	–	–			
CQN[a]	abs.	–	0	0	0	0	29	13	0	0	3	0	5	3	1	–	–	–	–			
	kum. %	–	0,0	0,0	0,0	0,0	53,7	77,8	77,8	77,8	83,3	83,3	92,6	98,1	100,0	–	–	–	–			
XNL[a]	abs.	–	–	0	0	12	24	4	2	0	0	2	1	0	2	7*	–	–	–			
	kum. %	–	–	0,0	0,0	22,2	66,7	74,1	77,8	77,8	77,8	81,5	83,3	83,3	87,0	100,0	–	–	–			
CEF[b]	abs.	–	–	–	12	25	4	0	0	1	1	0	1	1	5	1	–	–	–	82,4	2,0	15,7
	kum. %	–	–	–	23,5	72,5	80,4	80,4	80,4	82,4	84,3	84,3	86,3	88,2	98,0	100,0	–	–	–			
CHL[b]	abs.	–	–	–	–	–	–	0	0	0	22	15	4	0	13	0	0	–	–	68,5	7,4	24,1
	kum. %	–	–	–	–	–	–	0,0	0,0	0,0	40,7	68,5	75,9	75,9	100,0	100,0	100,0	–	–			
CLI	abs.	–	–	0	0	28	5	0	0	0	0	0	1	1	0	19*	–	–	–	61,1	0,0	38,9
	kum. %	–	–	0,0	0,0	51,9	61,1	61,1	61,1	61,1	61,1	61,1	63,0	64,8	64,8	100,0	–	–	–			
ENR	abs.	0	0	0	7	26	7	1	2	0	0	0	4	7*	–	–	–	–	–	75,9	3,7	20,4
	kum. %	0,0	0,0	0,0	13,0	61,1	74,1	75,9	79,6	79,6	79,6	79,6	87,0	100,0	–	–	–	–	–			
ERY[b]	abs.	–	0	0	0	0	26	7	0	0	0	0	0	0	21*	–	–	–	–	61,1	0,0	38,9
	kum. %	–	0,0	0,0	0,0	0,0	48,1	61,1	61,1	61,1	61,1	61,1	61,1	61,1	100,0	–	–	–	–			
GEN[b]	abs.	–	–	–	–	1	38	1	1	1	0	2	2	7	1	0	0	–	–	77,8	3,7	18,5
	kum. %	–	–	–	–	1,9	72,2	74,1	75,9	77,8	77,8	81,5	85,2	98,1	100,0	100,0	100,0	–	–			
OXA[b]	abs.	–	0	0	1	30	10	1	0	0	0	0	12*	–	–	–	–	–	–	75,9		24,1
	kum. %	–	0,0	0,0	1,9	57,4	75,9	77,8	77,8	77,8	77,8	77,8	100,0	–	–	–	–	–	–			
PEN[b]	abs.	–	6	4	2	1	1	2	1	3	4	5	8	6	11*	–	–	–	–	24,1		75,9
	kum. %	–	11,1	18,5	22,2	24,1	25,9	29,6	31,5	37,0	44,4	53,7	68,5	79,6	100,0	–	–	–	–			
PIR[a]	abs.	–	–	0	0	3	14	14	1	4	2	0	0	1	0	15*	–	–	–			
	kum. %	–	–	0,0	0,0	5,6	31,5	57,4	59,3	66,7	70,4	70,4	70,4	72,2	72,2	100,0	–	–	–			

Tab. 67 Fortsetzung

AW	MHK [mg/L]																	S [%]	I [%]	R [%]
		0,008	0,015	0,03	0,06	0,12	0,25	0,5	1	2	4	8	16	32	64	128	256	512	1.024			
Q/D[c]	abs.	–	0	0	0	0	45	6	3	0	0	0	0	0	–	–	–	–	–	100,0		0,0
	kum. %	–	0,0	0,0	0,0	0,0	83,3	94,4	100,0	100,0	100,0	100,0	100,0	100,0	–	–	–	–	–			
SPI[a]	abs.	–	–	–	0	0	0	0	13	16	4	0	0	0	0	0	21*	–	–			
	kum. %	–	–	–	0,0	0,0	0,0	0,0	24,1	53,7	61,1	61,1	61,1	61,1	61,1	61,1	100,0	–	–			
TET[b]	abs.	–	–	–	–	5	20	5	1	0	0	0	0	1	21	1	–	–	–	57,4	0,0	42,6
	kum. %	–	–	–	–	9,3	46,3	55,6	57,4	57,4	57,4	57,4	57,4	59,3	98,1	100,0	–	–	–			
TIL[a]	abs.	–	0	0	0	0	0	20	11	1	1	0	1	0	0	0	20*	–	–			
	kum. %	–	0,0	0,0	0,0	0,0	0,0	37,0	57,4	59,3	61,1	61,1	63,0	63,0	63,0	63,0	100,0	–	–			
SXT[b]	abs.	–	0	0	7	11	3	19	5	2	2	5	0	0	–	–	–	–	–	87,0		13,0
	kum. %	–	0,0	0,0	13,0	33,3	38,9	74,1	83,3	87,0	90,7	100,0	100,0	100,0	–	–	–	–	–			
TUL[a]	abs.	–	–	0	0	0	0	0	0	6	21	4	0	0	0	20*	–	–	–			
	kum. %	–	–	0,0	0,0	0,0	0,0	0,0	0,0	11,8	52,9	60,8	60,8	60,8	60,8	100,0	–	–	–			
TYL[a]	abs.	–	–	–	0	0	0	21	11	1	0	0	0	0	0	0	21*	–	–			
	kum. %	–	–	–	0,0	0,0	0,0	38,9	59,3	61,1	61,1	61,1	61,1	61,1	61,1	61,1	100,0	–	–			
VAN[b]	abs.	–	0	0	0	0	0	21	33	0	0	0	0	0	–	–	–	–	–	100,0	0,0	0,0
	kum. %	–	0,0	0,0	0,0	0,0	0,0	38,9	100,0	100,0	100,0	100,0	100,0	100,0	–	–	–	–	–			

[a] kein Grenzwert in CLSI VET01-S2 für diese Bakterien/Indikation verfügbar
[b] humanadaptierter Grenzwert aus Tabelle 2B des Dokuments VET01-S2
[c] humanmedizinischer EUCAST-Grenzwert
* Anzahl Stämme, deren MIC größer als die höchste getestete Konzentration ist
S [%]: Prozent empfindliche Stämme; **I [%]**: Prozent intermediäre Stämme; **R [%]**: Prozent resistente Stämme; **abs.**: absolut; **kum. %**: kumulativ in %; **Querstrich**: Konzentration nicht getestet

Tab. 68 Verteilung der MHK der vom Schwein isolierten *Staphylococcus-hyicus*-Stämme, verschiedene Indikationen (2011)

MHK [mg/L]

AW		0,008	0,015	0,03	0,06	0,12	0,25	0,5	1	2	4	8	16	32	64	128	256	512	1.024	S [%]	I [%]	R [%]
AMP[b]	abs.	–	–	0	1	14	1	3	3	4	5	4	1	1	0	-	–	–	–	43,2		56,8
	kum. %	–	–	0,0	2,7	40,5	43,2	51,4	59,5	70,3	83,8	94,6	97,3	100,0	100,0	-	–	–	–			
AMC[b]	abs.	–	–	0	0	8	26	3	0	0	0	0	0	0	0	–	–	–	–	100,0		0,0
	kum. %	–	–	0,0	0,0	21,6	91,9	100,0	100,0	100,0	100,0	100,0	100,0	100,0	100,0	–	–	–	–			
FAZ[b]	abs.	–	–	0	0	0	0	1	21	14	1	0	0	0	0	–	–	–	–	97,3	2,7	0,0
	kum. %	–	–	0,0	0,0	0,0	0,0	2,7	59,5	97,3	100,0	100,0	100,0	100,0	100,0	–	–	–	–			
CPZ[a]	abs.	–	–	–	0	0	0	1	21	14	1	0	0	0		–	–	–	–			
	kum. %	–	–	–	0,0	0,0	0,0	2,7	59,5	97,3	100,0	100,0	100,0	100,0	100,0	–	–	–	–			
CTX[a]	abs.	–	0	0	0	0	1	0	21	14	1	0	0	0		–	–	–	–			
	kum. %	–	0,0	0,0	0,0	0,0	2,7	2,7	59,5	97,3	100,0	100,0	100,0	100,0	100,0	–	–	–	–			
CQN[a]	abs.	–	0	0	0	0	1	32	4	0	0	0	0	0		–	–	–	–			
	kum. %	–	0,0	0,0	0,0	0,0	2,7	89,2	100,0	100,0	100,0	100,0	100,0	100,0	100,0	–	–	–	–			
XNL[a]	abs.	–	–	0	0	0	1	6	29	1	0	0	0	0	0	–	–	–	–			
	kum. %	–	–	0,0	0,0	0,0	2,7	18,9	97,3	100,0	100,0	100,0	100,0	100,0	100,0	–	–	–	–			
CHL[b]	abs.	–	–	–	–	–	–	0	0	0	19	17	0	0	1	0	0	–	–	97,3	0,0	2,7
	kum. %	–	–	–	–	–	–	0,0	0,0	0,0	51,4	97,3	97,3	97,3	100,0	100,0	100,0	–	–			
CLI[a]	abs.	–	–	0	0	9	17	2	1	0	1	0	0	0	0	7*	–	–	–			
	kum. %	–	–	0,0	0,0	24,3	70,3	75,7	78,4	78,4	81,1	81,1	81,1	81,1	81,1	100,0	–	–	–			
ENR[a]	abs.	0	0	0	1	19	7	0	4	0	1	5	0	–	–	–	–	–	–			
	kum. %	0,0	0,0	0,0	2,7	54,1	73,0	73,0	83,8	83,8	86,5	100,0	100,0	–	–	–	–	–	–			
ERY[b]	abs.	–	0	0	0	0	24	6	0	0	0	0	0	0	7*	–	–	–	–	81,1	0,0	18,9
	kum. %	–	0,0	0,0	0,0	0,0	64,9	81,1	81,1	81,1	81,1	81,1	81,1	81,1	100,0	–	–	–	–			
GEN[b]	abs.	–	–	–	–	16	20	0	0	0	1	0	0	0	0	0	0	–	–	100,0	0,0	0,0
	kum. %	–	–	–	–	43,2	97,3	97,3	97,3	97,3	100,0	100,0	100,0	100,0	100,0	100,0	100,0	–	–			
MAR[a]	abs.	–	0	0	0	1	22	5	3	0	1	5	0	0	–	–	–	–	–			
	kum. %	–	0,0	0,0	0,0	2,7	62,2	75,7	83,8	83,8	86,5	100,0	100,0	100,0	–	–	–	–	–			
OXA[a]	abs.	–	0	0	0	0	26	10	1	0	0	0	–	–	–	–	–	–	–			
	kum. %	–	0,0	0,0	0,0	0,0	70,3	97,3	100,0	100,0	100,0	100,0	–	–	–	–	–	–	–			
PEN[b]	abs.	–	8	7	0	0	1	2	0	0	1	5	4	7	2*	–	–	–	–	40,5		59,5
	kum. %	–	21,6	40,5	40,5	40,5	43,2	48,6	48,6	48,6	51,4	64,9	75,7	94,6	100,0	–	–	–	–			
PIR[a]	abs.	–	–	0	0	0	0	23	5	0	1	0	1	0	0	7*	–	–	–			
	kum. %	–	–	0,0	0,0	0,0	0,0	62,2	75,7	75,7	78,4	78,4	81,1	81,1	81,1	100,0	–	–	–			

Tab. 68 Fortsetzung

AW	MHK [mg/L]																		S [%]	I [%]	R [%]
	0,008	0,015	0,03	0,06	0,12	0,25	0,5	1	2	4	8	16	32	64	128	256	512	1.024			
Q/D[c] abs.	–	0	0	0	0	14	17	4	2	0	0	0	0	–	–	–	–	–	94,6		5,4
Q/D[c] kum. %	–	0,0	0,0	0,0	0,0	37,8	83,8	94,6	100,0	100,0	100,0	100,0	100,0	–	–	–	–	–			
SPI[a] abs.	–	–	–	0	0	0	0	1	25	4	0	0	0	0	0	7*	–	–			
SPI[a] kum. %	–	–	–	0,0	0,0	0,0	0,0	2,7	70,3	81,1	81,1	81,1	81,1	81,1	81,1	100,0	–	–			
TET[b] abs.	–	–	–	–	0	22	0	0	0	0	0	0	8	6	1	–	–	–	59,5	0,0	40,5
TET[b] kum. %	–	–	–	–	0,0	59,5	59,5	59,5	59,5	59,5	59,5	59,5	81,1	97,3	100,0	–	–	–			
TIL[a] abs.	–	0	0	0	0	0	12	11	5	2	0	0	0	0	0	7*	–	–			
TIL[a] kum. %	–	0,0	0,0	0,0	0,0	0,0	32,4	62,2	75,7	81,1	81,1	81,1	81,1	81,1	81,1	100,0	–	–			
SXT[b] abs.	–	0	0	5	29	2	0	0	1	0	0	0	0	–	–	–	–	–	100,0		0,0
SXT[b] kum. %	–	0,0	0,0	13,5	91,9	97,3	97,3	97,3	100,0	100,0	100,0	100,0	100,0	–	–	–	–	–			
TUL[a] abs.	–	–	0	0	0	0	0	0	2	25	2	0	0	0	8*	–	–	–			
TUL[a] kum. %	–	–	0,0	0,0	0,0	0,0	0,0	0,0	5,4	73,0	78,4	78,4	78,4	78,4	100,0	–	–	–			
TYL[a] abs.	–	–	–	0	0	0	4	21	5	0	0	0	0	0	0	7*	–	–			
TYL[a] kum. %	–	–	–	0,0	0,0	0,0	10,8	67,6	81,1	81,1	81,1	81,1	81,1	81,1	81,1	100,0	–	–			
VAN[b] abs.	–	0	0	0	0	0	0	37	0	0	0	0	0	–	–	–	–	–	100,0	0,0	0,0
VAN[b] kum. %	–	0,0	0,0	0,0	0,0	0,0	0,0	100,0	100,0	100,0	100,0	100,0	100,0	–	–	–	–	–			

[a] kein Grenzwert in CLSI VET01-S2 für diese Bakterien/Indikation verfügbar
[b] humanadaptierter Grenzwert aus Tabelle 2B des Dokuments VET01-S2
[c] humanmedizinischer EUCAST-Grenzwert
* Anzahl Stämme, deren MIC größer als die höchste getestete Konzentration ist
S [%]: Prozent empfindliche Stämme; **I [%]**: Prozent intermediäre Stämme; **R [%]**: Prozent resistente Stämme; **abs.**: absolut; **kum. %**: kumulativ in %; **Querstrich**: Konzentration nicht getestet

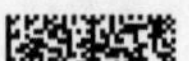